上海市重点图书

· 上海市基层名老中医学术经验集 ·

于秋深

医话集

于秋深 姚卓立 ◎ 编 著

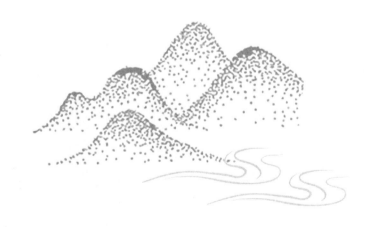

上海大学出版社

图书在版编目(CIP)数据

于秋深医话集 / 于秋深,姚卓立编著. —上海:
上海大学出版社,2024.3
(上海市基层名老中医学术经验集)
ISBN 978-7-5671-4927-4

Ⅰ. ①于… Ⅱ. ①于… ②姚… Ⅲ. ①医话—汇编—
中国—现代 Ⅳ. ①R249.7

中国国家版本馆 CIP 数据核字(2024)第 048766 号

责任编辑　陈　露　张淑娜
封面设计　缪炎栩
技术编辑　金　鑫　钱宇坤

于秋深医话集
于秋深　姚卓立　编著
上海大学出版社出版发行
(上海市上大路 99 号　邮政编码 200444)
(https://www.shupress.cn　发行热线 021 - 66135112)
出版人　戴骏豪
＊
南京展望文化发展有限公司排版
江阴市机关印刷服务有限公司印刷　各地新华书店经销
开本 787 mm×1092 mm　1/16　印张 7.25　插页 1　字数 132 千字
2024 年 3 月第 1 版　2024 年 3 月第 1 次印刷
ISBN 978 - 7 - 5671 - 4927 - 4/R・48　定价 80.00 元

于秋深及其学术思想

———————⊙———————

于秋深，女，1959年11月出生于山东省乳山市，毕业于上海中医学院（现上海中医药大学），上海市黄浦区中西医结合医院中医骨伤科副主任医师。师从国医大师石仰山先生学习石氏伤科，多年随侍临诊。跟随陆世昌主任学习并从事针刀临床治疗近30年，是陆氏针刀第二代领军人、学术带头人。曾长期担任上海市黄浦区中西医结合医院针刀专科主任、上海市中医药学会针刀医学分会委员、上海市中西医结合学会循证医学专业委员会委员。于秋深临床擅长运用中西医结合针刀疗法结合石氏伤科疗法，治疗腰椎间盘突出症、颈椎病、骨关节炎及各类慢性、顽固性软组织损伤性和骨质增生性疾病，运用中西医结合的临床思辨方法和简捷的手法技巧突出体现了针刀疗法简、便、廉、验的特点，并逐步形成了自身独特的临床经验和理论体系。于秋深主要学术思想总结如下：

一、崇尚中西医结合，针药结合

现代医学对人类的贡献是有目共睹的，骨伤科手术挽救了许多人的生命，现代影像学也被称为手术医生的第三只眼，随着人类文明的高速发展，人们对于医疗保健提出了更高的要求，要求手术的创伤缩小一点，术后的康复期缩短一点，要做到这点就必须将世界两大主流医学，即中医学和西医学两大医学体系的精华进行有机的融合，这就是针刀医学所具备的医学理论体系。于秋深主任的学术思想以"中西医结合，阴阳平衡，针药结合"为主导，提倡对传统医学的继承和创新，在技术上要精益求精，认为疾病的发生和发展主要由阴阳脏腑失调引起，因此辨证施治必须从整体观念出发，以阴阳调和为目的。她十分强调中医的经络理论和西医的解剖学对针刀临床诊治的指导作用，认为经络学是针刀医学辨证施治的主体。以脏腑经络学说为指导，结合西医的解剖学，通过影像学明确病位的诊断方法，这是针刀辨证的特点。将西医外科手术治疗方法和中医的针刺治疗方法融为一体，善用"切开、剥离、松解，甚至摘除"等手术方法，同时借鉴、传承石氏伤科疗法，在针刀治疗的同时予以石氏药膏外敷，加强血液循环及软组织恢复速度。

二、以病痛主治为中心的临床思辨方法

于秋深主任取穴定位十分重视体表标志，反复强调熟悉人体解剖学的重要性，讲究对阿是穴和奇穴的应用。稍加留意便不难看出，常用穴位大部分是具有中医理论价值和使用价值的特定穴位，这些穴位方便操作、疗效显著，如：天宗、风池、肾俞、环跳、承山等。

三、按病施治、规范针刀操作

于秋深主任针刀技术的特点是多用通透针刀法，针刀直达病变的软组织损伤粘连，将靶组织进行切开剥离，达到清除病灶的目的，既可恢复人体内外的动态平衡，亦可恢复关节内外力学的平衡，以及软组织内外的酸碱平衡。在针刀上彻底改变了对病治疗的思路，在临床诊治过程中还十分重视针刀操作的规范性，她反复强调针刀医生必须熟练掌握从进针到出针的针刀技术全过程的规范操作。规范化操作可有效防止医疗差错事故的发生，也符合当今的"放心医疗"要求，具有很高的推广价值。于秋深主任的医学经验和方法多有独创之见，是继承与创新、理论与实践互补的结晶，丰富的临床经验与精深的医学造诣形成独有的学术特色，为蓬勃发展的中西医结合针刀疗法增添了浓墨重彩的一笔。

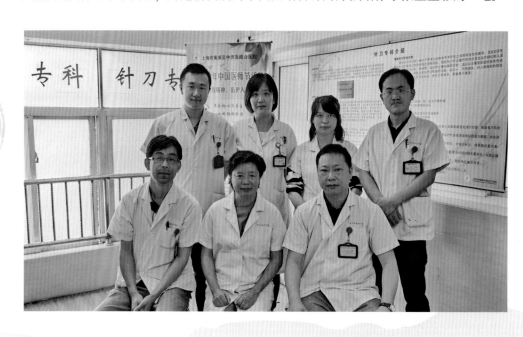

前　言

　　《于秋深医话集》承载了上海市基层名老中医于秋深多年积累的实践经验,既有理论体系的传承,又有临床实践的创新。这些经验不仅为中医药学的繁荣发展提供了宝贵的资源,更为广大患者带来了福音,让更多人受益于中医的神奇疗效。

　　于秋深是上海市基层名老中医,陆氏针刀传承人,"上海市中医特色针刀专科"领先学科的学科带头人,上海市中医药学会针刀医学分会委员、上海市中西医结合学会循证医学专业委员会委员。曾任上海市黄浦区中西医结合医院副主任医师,擅长运用针刀及中医药治疗软组织损伤性及骨质增生性疾病,如:颈椎病、肩周炎、腰椎间盘突出症、腰三横突综合征、慢性腰臀肌劳损、膝骨关节炎、跟痛症、网球肘、各种腱鞘炎等。于秋深曾跟随国医大师石仰山教授学习伤科近 20 年,深得其真传。同时,她从事针刀医疗工作近 30 年,具有丰富的临床经验,善于运用中西医结合的方法治疗伤骨科疑难病症及各种慢性软组织损伤性疾病及骨质增生性疾病。

　　姚卓立,毕业于上海中医药大学中医临床专业,上海市黄浦区中西医结合医院针刀专科主治医师,针刀专家于秋深名老中医工作室负责人,上海市针刀协会会员,上海陆氏针刀传承人,师从陆氏针刀创始人陆世昌及第二代领军人于秋深,并随诊学习多年。从事针刀诊疗工作近 20 年,拥有丰富的临床经验,擅长治疗颈椎病、腰椎间盘突出症、膝骨关节炎、肩周炎、跟痛症、腱鞘炎等各类骨及软组织疾病,尤其对颈肩腰腿痛、膝骨关节炎有自己独特的理解和治疗方法。

　　《于秋深医话集》凝聚着医者在针刀医学领域数年的智慧和心血。针刀医学是在中医理论指导下,吸收现代医学及自然科学成果,再加以创造而成的医学新学科,具有疗效好、见效快、疗程短、适应范围广等优点,是一种深受广大患者欢迎的治疗方法。针刀疗法的操作特点是在治疗部位刺入深部,到病变处进行精细的松解、减压微创手术,以达到止痛祛病的目的。本书通过分病论述的形式,结合临床病例分析,较为系统地总结了于秋深老中医对临床常见疾病的针刀诊疗思路,并对其学术思想进行了提炼。本书通过深入剖析，展示其独特的治疗理念和丰富的临床经验，以期为广大针刀从业者提供临床指导。读者可以深刻体会到每一个病例都是一次精彩的实践，每一次实践都是对生命的敬畏、与疾病的抗争。

　　整理出版基层名老中医于秋深的学术经验集，对于传承具有极其重要的现实意义。让我们通过这部充满智慧与经验的中医针刀学术经验集，去感受中华传统医学的博大精深。让我们携手传承和发扬中华医学，为人类的健康与福祉贡献力量。

编　者

2023 年 11 月

目　录

附录

临床医案篇

颈 椎 病

颈椎病是指椎间盘的退行性改变,它是一个持续存在的自然过程。颈椎病是世界性的多发疾病,其发病率占成人的60%,在某些职业中甚至高达90%以上。通常可以把颈椎病按照受压组织和病理改变的不同进行分型,按照受压组织的临床表现可以分为:颈型、神经根型、椎动脉型、交感型、脊髓型、食道受压型、后纵韧带骨化型、椎间盘钙化型、混合型;按照组织的病理改变可以分为:软组织病变型颈椎病、骨移位型颈椎病、颈椎骨增生型、椎管内型、复合型。按照疾病的进展可进行分期,一般分为急性期、缓解期及康复期。

目前针对颈椎病的治疗方法多种多样,针刀疗法基于闭合型手术的原理可消除各部分组织间的异常高应力,同时结合手法及牵引予以复正,从而较为全面地解决了颈椎病这一难题,其疗效明显优于传统的保守疗法,是治疗颈椎病的一种行之有效的好方法。

一、中医辨证分型

(一)风寒痹阻证

颈、肩、上肢窜痛麻木,以痛为主,头有沉重感,颈部僵硬,活动不利,恶寒畏风。舌淡红,苔薄白,脉弦紧。

[治法] 祛风散寒,祛湿通络。

[**推荐方药**] 风湿骨痛胶囊、通络开痹片等。

（二）血瘀气滞证

颈肩部、上肢刺痛，痛处固定，伴有肢体麻木。舌质暗，脉弦。

[**治法**] 行气活血，通络止痛。

[**推荐方药**] 龙血竭片、三七通舒胶囊、通络开痹片等。

（三）痰湿阻络证

头晕目眩，头重如裹，四肢麻木，纳呆。舌暗红，苔厚腻，脉弦滑。

[**治法**] 祛湿化痰，通络止痛。

[**推荐方药**] 复方天麻片。

（四）肝肾不足证

眩晕头痛，耳鸣耳聋，失眠多梦，肢体麻木，面红目赤。舌红少苔，脉弦。

[**治法**] 补益肝肾，通络止痛。

[**推荐方药**] 骨疏康胶囊。

（五）气血亏虚证

头晕目眩，面色苍白，心悸气短，四肢麻木，倦怠乏力。舌淡苔少，脉细弱。

[**治法**] 益气温经，和血通痹。

[**推荐方药**] 黄芪桂枝五物汤加减，黄芪、芍药、桂枝、生姜、大枣等。

二、病案

病案 1

陈某，女，63 岁，就诊时间：2020 年 11 月 18 日。

[**主诉**] 颈部板滞疼痛伴头晕 5 年余。

[**现病史及既往史**] 患者约 5 年前无明显诱因下出现颈部板滞疼痛伴头晕，无恶心、呕吐，无脚踩棉花感，无手麻。否认骨折外伤史，否认高血压、糖尿病史，否认风湿、肿瘤、传染病、药物过敏史。平素头晕时作，时有目眩，无耳鸣，无口苦口干，无汗出。未于外院治疗。

[**刻下**] 颈肩部板滞疼痛明显，无手麻，伴头晕，胃纳可，寐安，二便调。

[**查体**] 颈椎生理弧度变浅,C5/6、C6/7 棘间、棘旁右侧 0.5 cm 压痛(＋),右斜方肌中点压痛(＋),右冈下肌压痛(＋),颈椎活动轻度受限,前屈 20°,后伸 20°,左侧屈 25°,右侧屈 25°,左旋 20°,右旋 20°,双臂丛牵拉试验(－),压痛(－),双上肢肌力 V 级,双侧 Hoffmann 征(－)。舌淡少苔,脉沉细弱。

[**诊断**]

西医诊断:颈椎病。

中医诊断:项痹病,气血亏虚证。

[**处理**]

1. 针刀松解术

(1) 定位,消毒,麻醉。

(2) 手术(结合提插补泻手法之补法):

① 松解项韧带、斜方肌起止点及棘间韧带的粘连瘢痕;

② 松解冈上肌、冈下肌、大圆肌及小圆肌起点的粘连瘢痕;

③ 松解颈部肌结节条索压痛点的粘连瘢痕;

在上述手术部位分别局部注入混合注射液 10 mL(2％利多卡因针剂 2.5 mL＋曲安奈得针剂 10 mg,用 0.9％生理盐水稀释成 10 mL)。

2. 伤口 3 天内不要碰水,避风寒、调饮食、畅情志,注意休息。

3. 1 周后随诊。

二诊(2020 年 11 月 25 日)

颈肩部板滞疼痛明显缓解。

[**查体**] 颈椎生理弧度变浅,C5/6、C6/7 棘间、棘旁右侧 0.5 cm 压痛(±),右斜方肌中点压痛(±),颈椎活动轻度受限,前屈 20°,后伸 20°,左侧屈 25°,右侧屈 25°,左旋 20°,右旋 20°,双臂丛牵拉试验(－),压痛(－),双上肢肌力 V 级,双侧 Hoffmann 征(－)。舌淡少苔,脉沉细弱。

[**处理**]

1. 针刀松解术

(1) 定位,消毒,麻醉。

(2) 手术(结合提插补泻手法之补法):

① 松解项韧带、斜方肌起止点及棘间韧带的粘连瘢痕;

② 松解颈部肌结节条索压痛点的粘连瘢痕;

在上述手术部位分别局部注入混合注射液 10 mL(2％利多卡因针剂 2.5 mL＋

曲安奈得针剂 10 mg,用 0.9％生理盐水稀释成 10 mL)。

2. 伤口 3 天内不要碰水,避风寒、调饮食、畅情志,注意休息。

3. 定期随访。

[按语] 于秋深主任对气血亏虚型颈椎病的治疗,在针刀松解治疗的基础上,采用了提插补泻手法中的补法,临床还可以配合黄芪桂枝五物汤益气温经、和血通痹,体现了于秋深主任"气血兼顾,养筋健骨"治法思想。

病案 2

李某,女,47 岁,就诊时间:2020 年 12 月 9 日。

[主诉] 颈项部疼痛伴左上肢麻木 3～4 年。

[现病史及既往史] 患者 3～4 年前因长期低头工作出现颈项部疼痛,伴左上肢麻木,否认间歇性跛行、头晕,时有恶心呕吐,否认骨折外伤史,否认糖尿病史,有高血压病史,药物控制可。否认风湿、肿瘤、传染病、药物过敏史。平素颈项部微寒,无怕热,有口干口苦,无汗出。于外院治疗效果不佳。

[刻下] 患者颈项部疼痛,伴左上肢麻木,头晕,时有恶习呕吐,胃纳可,寐安,二便调。

[查体] 颈椎生理曲度尚存,C4/5、C5/6、C6/7 棘旁 0.5 cm 压痛(＋),右斜方肌中点压痛(＋),左臂丛牵拉试验(＋),左手麻木及肤感较对侧敏感,双侧 Hoffmann 征(－)。舌淡红,苔薄白,脉弦紧。

[诊断]

西医诊断:颈椎病。

中医诊断:项痹病,风寒痹阻证。

[辅助检查]

颈椎 X 线:颈椎退变。

颈椎 CT:颈椎骨质增生,C5/6 椎间盘突出,C2/3、C3/4、C4/5、C6/7 椎间盘膨出。

[处理]

1. 针刀松解术

(1) 定位,消毒,麻醉。

(2) 手术(结合提插补泻手法之泻法):

① 松解环枕筋膜,减轻环枕筋膜张力,减小对血管的压迫;

② 松解项韧带、斜方肌起止点及棘间韧带的粘连瘢痕；

③ 松解冈上肌、冈下肌、大圆肌及小圆肌起点的粘连瘢痕；

④ 松解颈部肌结节条索压痛点的粘连瘢痕；

在上述手术部位分别局部注入混合注射液 10 mL（2％利多卡因针剂 2.5 mL＋曲安奈得针剂 10 mg，用 0.9％生理盐水稀释成 10 mL）。

2. 伤口 3 天内不要碰水，避风寒、调饮食、畅情志，注意休息。

3. 风湿骨痛胶囊×2 盒。

4. 1 周后随诊。

二诊（2020 年 12 月 16 日）

颈项部疼痛缓解，麻木仍有。

[查体] 颈椎生理曲度尚存，C4/5、C5/6、C6/7 棘旁 0.5 cm 压痛（±），右斜方肌中点压痛（±），左臂丛牵拉试验（＋），左手麻木及肤感较对侧敏感，双侧 Hoffmann 征（一）。舌淡红，苔薄白，脉弦紧。

[处理]

1. 针刀松解术

（1）定位，消毒，麻醉。

（2）手术（结合提插补泻手法之泻法）：

① 松解环枕筋膜，减轻环枕筋膜张力，减小对血管的压迫；

② 松解项韧带、斜方肌起止点及棘间韧带的粘连瘢痕；

③ 松解冈上肌、冈下肌、大圆肌及小圆肌起点的粘连瘢痕；

在上述手术部位分别局部注入混合注射液 10 mL（2％利多卡因针剂 2.5 mL＋曲安奈得针剂 10 mg，用 0.9％生理盐水稀释成 10 mL）。

2. 伤口 3 天内不要碰水，避风寒、调饮食、畅情志，注意休息。

3. 风湿骨痛胶囊×2 盒。

4. 1 周后随诊。

三诊（2020 年 12 月 23 日）

诸症皆轻，继予针刀松解术巩固一次。

[按语] 于秋深主任治疗风寒痹阻型颈椎病，采用"祛风散寒，祛湿通络"的治法，辅以针灸提插补泻之泻法，达到驱邪外出、强筋健骨的效用，体现了于秋深主任"调治兼顾，祛湿散寒"的学术思想。

病案 3

张某,女,71 岁,就诊时间:2020 年 12 月 30 日。

[**主诉**] 颈部板滞伴左上肢放射痛 6 月余。

[**现病史及既往史**] 患者 6 月余前无明显诱因下出现颈部板滞伴左上肢放射痛,左上肢麻木,偶有头晕,否认恶心呕吐。否认风湿、肿瘤、传染病、药物过敏史,有高血压病史,药物控制可。否认糖尿病史。平素颈部畏寒,无怕热,无汗出,无口苦口干,时有腰膝酸软。未于外院就诊。

[**刻下**] 颈部板滞,伴左上肢放射痛,左上肢麻木,偶有头晕,胃纳可,寐安,二便调。

[**查体**] 颈椎生理曲度变浅,C5/6、C6/7 棘旁左侧 0.5 cm 压痛(+),左斜方肌中点压痛(+),左前臂外侧压痛(+),左肩峰下滑囊压痛(+),双侧臂丛牵拉试验(±),双上肢肌力 V 级,双侧 Hoffmann 征(−)。舌暗红,苔厚腻,脉弦滑。

[**诊断**]

西医诊断:颈椎病。

中医诊断:项痹病,痰湿阻络证。

[**辅助检查**]

颈椎 X 线:颈椎退变。

左肩关节 X 线:左肩关节退变。

[**处理**]

1. 针刀松解术

(1) 定位,消毒,麻醉。

(2) 手术(结合提插补泻手法之泻法):

① 松解环枕筋膜,减轻环枕筋膜张力,减小对血管的压迫;

② 松解项韧带、斜方肌起止点及棘间韧带的粘连瘢痕;

③ 松解冈上肌、冈下肌、大圆肌及小圆肌起点的粘连瘢痕;

④ 松解肩胛提肌起止点、肩胛提肌肌腹部及大、小菱形肌止点的粘连瘢痕;

⑤ 松解颈部肌结节条索压痛点的粘连瘢痕;

在上述手术部位分别局部注入混合注射液 10 mL(2% 利多卡因针剂 2.5 mL＋曲安奈得针剂 10 mg,用 0.9% 生理盐水稀释成 10 mL)。

2. 伤口 3 天内不要碰水,避风寒、调饮食、畅情志,注意休息。

3. 复方天麻片×2 盒。

4. 1 周后复诊。

二诊(2021 年 1 月)

颈部板滞,左上肢放射痛、左上肢麻木均好转。

[**查体**] 颈椎生理曲度变浅,C5/6、C6/7 棘旁左侧 0.5 cm 压痛(±),左斜方肌中点压痛(±),左前臂外侧压痛(±),左肩峰下滑囊压痛(±),双侧臂丛牵拉试验(±),双上肢肌力 V 级,双侧 Hoffmann 征(-)。舌暗红,苔厚腻,脉弦滑。

[**处理**]

1. 针刀松解术

(1) 定位,消毒,麻醉。

(2) 手术(结合提插补泻手法之泻法):

① 松解环枕筋膜,减轻环枕筋膜张力,减小对血管的压迫;

② 松解项韧带、斜方肌起止点及棘间韧带的粘连瘢痕;

③ 松解冈上肌、冈下肌、大圆肌及小圆肌起点的粘连瘢痕;

④ 松解肩胛提肌起止点、肩胛提肌肌腹部及大、小菱形肌止点的粘连瘢痕;

在上述手术部位分别局部注入混合注射液 10 mL(2%利多卡因针剂 2.5 mL+曲安奈得针剂 10 mg,用 0.9%生理盐水稀释成 10 mL)。

2. 伤口 3 天内不要碰水,避风寒、调饮食、畅情志,注意休息。

3. 复方天麻片×2 盒。

4. 定期随诊。

[**按语**] 于秋深主任治疗痰湿阻络型颈椎病,采用提插补泻手法中的泻法配合针刀松解术,辅以复方天麻片祛湿化痰、通络止痛,体现了于秋深主任"调制兼顾,除湿为重"的学术思想。

病案 4

陆某,男,62 岁,就诊时间:2021 年 1 月 20 日。

[**主诉**] 颈肩部疼痛半年余。

[**现病史及既往史**] 患者半年余前无明显诱因下出现颈肩部疼痛,左肩部板滞感明显,麻木不显,无脚踩棉花感,时有头晕。有高血压、糖尿病史,药物控制可。目前空腹血糖 7 mmol/L,患者有高脂血症,药物控制可。否认风湿、肿瘤、传染病、药物过敏史。平素颈肩部畏寒,颈项部酸胀不适,时有目眩,无汗出,无口苦。未于外院治疗。

[刻下]颈项部疼痛,左肩部板滞,疼痛明显,胃纳可,寐安,二便调。

[查体]颈椎生理曲度变浅,颈椎活动受限,前屈 30°,后伸 10°,左侧屈 20°,右侧屈 20°,右旋 20°,左旋 20°,左臂丛牵拉试验(+),右臂丛牵拉试验(一),患者压颈试验(一),双上肢肌力Ⅴ级,双侧 Hoffmann 征(一)。舌红少苔,脉弦。

[诊断]

西医诊断:颈椎病。

中医诊断:项痹病,肝肾不足证。

[辅助检查]

颈椎 X 线:颈椎退变,C5/6、C6/7 椎间隙变窄。

[处理]

1. 针刀松解术

(1)定位,消毒,麻醉。

(2)手术(结合提插补泻手法之补法):

① 松解环枕筋膜,减轻环枕筋膜张力,减小对血管的压迫;

② 松解冈上肌、冈下肌、大圆肌及小圆肌起点的粘连瘢痕;

③ 松解颈部肌结节条索压痛点的粘连瘢痕;

在上述手术部位分别局部注入混合注射液 10 mL(2% 利多卡因针剂 2.5 mL+曲安奈得针剂 10 mg,用 0.9% 生理盐水稀释成 10 mL)。

2. 伤口 3 天内不要碰水,避风寒、调饮食、畅情志,注意休息。

3. 骨疏康胶囊×2 盒。

4. 1 周后复诊。

二诊(2021 年 1 月 27 日)

颈项部疼痛明显好转。

[查体]颈椎生理曲度变浅,颈椎活动受限,前屈 30°,后伸 10°,左侧屈 20°,右侧屈 20°,右旋 20°,左旋 20°,左臂丛牵拉试验(±),右臂丛牵拉试验(一),患者压颈试验(一),双上肢肌力Ⅴ级,双侧 Hoffmann 征(一)。舌红少苔,脉弦。

[处理]

1. 针刀松解术

(1)定位,消毒,麻醉。

(2)手术(结合提插补泻手法之补法):

① 松解环枕筋膜,减轻环枕筋膜张力,减小对血管的压迫;

② 松解冈上肌、冈下肌、大圆肌及小圆肌起点的粘连瘢痕；

在上述手术部位分别局部注入混合注射液 10 mL（2％利多卡因针剂 2.5 mL＋曲安奈得针剂 10 mg，用 0.9％生理盐水稀释成 10 mL）。

2. 伤口 3 天内不要碰水，避风寒、调饮食、畅情志，注意休息。

3. 骨疏康胶囊×2 盒。

4. 定期随诊。

[按语] 于秋深主任治疗肝肾不足型颈椎病，遵循补益肝肾、通络止痛的治则，采用提插补泻手法中的补法，辅以骨疏康胶囊补肝肾、强筋骨，体现了于秋深主任"补益肝肾，养筋健骨"的学术思想。

病案 5

闵某，女，66 岁，就诊时间：2021 年 2 月 10 日。

[主诉] 颈部板滞伴左肩疼痛，左上肢酸痛 1 周余。

[现病史及既往史] 患者 1 周余前无明显诱因下出现颈部板滞伴左肩部疼痛，左上肢疼痛，伴头晕、左手麻木，否认脚踩棉花感。有高血压病史，药物控制可。否认糖尿病史。患者有痛风病史，不服用药物治疗。否认肿瘤、传染病、风湿，无药物过敏史。平素颈部畏寒，无怕热，颈部板滞酸痛，痛有定处，刺痛感。于外院贴敷膏药，效果不佳。

[刻下] 颈部板滞，伴左肩部、左上肢疼痛，胃纳可，寐安，二便调。

[查体] 颈椎生理曲度变直，C4/5、C5/6、C6/7 棘旁左侧 0.5 cm 压痛（＋），颈椎活动轻度受限，前屈 30°，后伸 10°，左侧屈 20°，右侧屈 20°，左旋 20°，右旋 20°，左臂丛牵拉试验（＋），右臂丛牵拉试验（－），双上肢肌力Ⅴ级，双侧 Hoffmann 征（－）。舌暗红，苔厚腻，脉弦滑。

[诊断]

西医诊断：颈椎病。

中医诊断：项痹病，血瘀气滞证。

[处理]

1. 针刀松解术

（1）定位，消毒，麻醉。

（2）手术（结合提插补泻手法之泻法）：

① 松解环枕筋膜，减轻环枕筋膜张力，减小对血管的压迫；

② 松解冈上肌、冈下肌、大圆肌及小圆肌起点的粘连瘢痕；

③ 松解肩胛提肌起止点、肩胛提肌肌腹部及大、小菱形肌止点的粘连瘢痕；

④ 松解颈部肌结节条索压痛点的粘连瘢痕；

在上述手术部位分别局部注入混合注射液 10 mL(2％利多卡因针剂 2.5 mL＋曲安奈得针剂 10 mg,用 0.9％生理盐水稀释成 10 mL)。

2. 伤口 3 天内不要碰水,避风寒、调饮食、畅情志,注意休息。

3. 龙血竭片×2 盒。

4. 1 周后复诊。

二诊(2021 年 2 月 17 日)

颈部板滞,伴左肩部、左上肢疼痛缓解。

[查体] 颈椎生理曲度变直,C4/5、C5/6、C6/7 棘旁左侧 0.5 cm 压痛(±),颈椎活动轻度受限,前屈 30°,后伸 10°,左侧屈 20°,右侧屈 20°,左旋 20°,右旋 20°,左臂丛牵拉试验(±),右臂丛牵拉试验(－),双上肢肌力 Ⅴ 级,双侧 Hoffmann 征(－)。舌暗红,苔厚腻,脉弦滑。

[处理]

1. 针刀松解术

(1) 定位,消毒,麻醉。

(2) 手术(结合提插补泻手法之泻法):

① 松解环枕筋膜,减轻环枕筋膜张力,减小对血管的压迫;

② 松解冈上肌、冈下肌、大圆肌及小圆肌起点的粘连瘢痕;

③ 松解肩胛提肌起止点、肩胛提肌肌腹部及大、小菱形肌止点的粘连瘢痕;

在上述手术部位分别局部注入混合注射液 10 mL(2％利多卡因针剂 2.5 mL＋曲安奈得针剂 10 mg,用 0.9％生理盐水稀释成 10 mL)。

2. 伤口 3 天内不要碰水,避风寒、调饮食、畅情志,注意休息。

3. 龙血竭片×2 盒。

4. 1 周后复诊。

三诊(2021 年 2 月 24 日)

诸症皆轻,继予针刀松解术巩固一次。

[按语] 于秋深主任治疗血瘀气滞型颈椎病,针对病灶存在的瘀血导致的"不通则痛",采用提插补泻之泻法驱邪外出,同时佐以龙血竭片内外兼治,体现了于秋深

主任"逐瘀为要,气血兼顾"的学术思想。

病案 6

陈某,女,61 岁,就诊时间:2021 年 2 月 24 日。

[主诉]颈项部疼痛伴头晕 1 周余。

[现病史及既往史]患者 1 周余前无明显诱因下出现颈项部疼痛伴头晕,无手麻,无胸闷心悸,视物模糊,行走稳定,无脚踩棉花感。否认骨折外伤史,否认高血压、糖尿病史,否认风湿、肿瘤、传染病、药物过敏史。平素颈部畏寒,无怕热,口苦口干,时有汗出,无腰膝酸软。于外院行颈椎 MRI 提示 C3/4、C5/6 椎间盘轻度突出(中央型),C6/7 椎间盘膨出,颈椎体及椎小关节轻度骨质增生。未诊治。

[刻下]患者颈项部疼痛,伴头晕,无手麻,无脚踩棉花感,胃纳可,寐安,二便调。

[查体]颈椎生理曲度尚存,颈椎后伸活动稍受限,C5/6、C6/7 棘旁 0.5 cm 压痛(＋),双冈下肌压痛(＋),左臂丛牵拉试验(＋),右臂丛牵拉试验(－),双上肢肌力Ⅴ级,双侧 Hoffmann 征(－)。舌淡红,苔薄白,脉弦紧。

[诊断]

西医诊断:颈椎病。

中医诊断:项痹病,风寒痹阻证。

[辅助检查]

颈椎 X 线:颈椎退变。

[处理]

1. 针刀松解术

(1) 定位,消毒,麻醉。

(2) 手术(结合提插补泻手法之泻法):

① 松解环枕筋膜,减轻环枕筋膜张力,减小对血管压迫;

② 松解冈上肌、冈下肌、大圆肌及小圆肌起点的粘连瘢痕;

③ 松解肩胛提肌起止点、肩胛提肌肌腹部及大、小菱形肌止点的粘连瘢痕;

④ 松解颈部肌结节条索压痛点的粘连瘢痕;

在上述手术部位分别局部注入混合注射液 10 mL(2％利多卡因针剂 2.5 mL＋曲安奈得针剂 10 mg,用 0.9％生理盐水稀释成 10 mL)。

2. 伤口 3 天内不要碰水,避风寒、调饮食、畅情志,注意休息。

3. 风湿骨痛胶囊×2 盒。

4. 1 周后复诊。

二诊(2021 年 3 月 3 日)

患者颈项部疼痛好转。

[查体]颈椎生理曲度尚存,颈椎后伸活动稍受限,C5/6、C6/7 棘旁 0.5 cm 压痛(±),双冈下肌压痛(±),左臂丛牵拉试验(+),右臂丛牵拉试验(一),双上肢肌力 V 级,双侧 Hoffmann 征(一)。舌淡红,苔薄白,脉弦紧。

[处理]

1. 针刀松解术

(1) 定位,消毒,麻醉。

(2) 手术(结合提插补泻手法之泻法):

① 松解环枕筋膜,减轻环枕筋膜张力,减小对血管的压迫;

② 松解冈上肌、冈下肌、大圆肌及小圆肌起点的粘连瘢痕;

③ 松解肩胛提肌起止点、肩胛提肌肌腹部及大、小菱形肌止点的粘连瘢痕;

在上述手术部位分别局部注入混合注射液 10 mL(2%利多卡因针剂 2.5 mL+曲安奈得针剂 10 mg,用 0.9%生理盐水稀释成 10 mL)。

2. 伤口 3 天内不要碰水,避风寒、调饮食、畅情志,注意休息。

3. 风湿骨痛胶囊×2 盒。

4. 定期随诊。

[按语]于秋深主任治疗风寒痹阻型颈椎病,采用"祛风散寒,祛湿通络"的治法,辅以针灸提插补泻之泻法,达到驱邪外出、强筋健骨的效用,体现了于秋深主任"调治兼顾,祛湿散寒"的学术思想。

病案 7

倪某,女,67 岁,就诊时间:2021 年 3 月 10 日。

[主诉]颈部疼痛伴右上肢放射痛 1 年余。

[现病史及既往史]患者 1 年余前因长期低头后出现颈部疼痛伴右上肢放射痛,无手麻头晕,无脚踩棉花感,否认骨折外伤史,否认高血压、糖尿病史,否认风湿、肿瘤、传染病、药物过敏史,平素颈部无畏寒,无怕热,无汗出,腰膝酸软,时有口干口

苦。未于外院治疗。

[刻下] 颈部疼痛伴右上肢放射痛，无头晕、手麻，胃纳可，寐安，二便调。

[查体] 颈椎生理曲度变直，C6/7 棘旁右侧 1 cm 压痛（＋），右斜方肌中点压痛（＋），右臂丛牵拉试验（＋），左臂丛牵拉试验（－），双上肢肌力Ⅴ级，双侧 Hoffmann 征（－），颈椎后伸、左右侧屈活动稍受限。舌紫暗，苔白而干，脉弦涩。

[诊断]

西医诊断：颈椎病。

中医诊断：项痹病，血瘀气滞证。

[辅助检查]

颈椎 X 线：颈椎退变。

[处理]

1. 针刀松解术

（1）定位，消毒，麻醉。

（2）手术（结合提插补泻手法之泻法）：

① 松解环枕筋膜，减轻环枕筋膜张力，减小对血管的压迫；

② 松解项韧带、斜方肌起止点及棘间韧带的粘连瘢痕；

③ 松解肩胛提肌起止点、肩胛提肌肌腹部及大、小菱形肌止点的粘连瘢痕；

④ 松解颈部肌结节条索压痛点的粘连瘢痕；

在上述手术部位分别局部注入混合注射液 10 mL（2％利多卡因针剂 2.5 mL＋曲安奈得针剂 10 mg，用 0.9％生理盐水稀释成 10 mL）。

2. 伤口 3 天内不要碰水，避风寒、调饮食、畅情志，注意休息。

3. 龙血竭片×2 盒。

4. 1 周后复诊。

二诊（2021 年 3 月 17 日）

颈部疼痛伴右上肢放射痛缓解。

[查体] 颈椎生理曲度变直，C6/7 棘旁右侧 1 cm 压痛（±），右斜方肌中点压痛（±），右臂丛牵拉试验（＋），左臂丛牵拉试验（－），双上肢肌力Ⅴ级，双侧 Hoffmann 征（－），颈椎后伸、左右侧屈活动稍受限。舌紫暗，苔白而干，脉弦涩。

[处理]

1. 针刀松解术

（1）定位，消毒，麻醉。

（2）手术（结合提插补泻手法之泻法）：

① 松解环枕筋膜，减轻环枕筋膜张力，减小对血管的压迫；

② 松解项韧带、斜方肌起止点及棘间韧带的粘连瘢痕；

③ 松解肩胛提肌起止点、肩胛提肌肌腹部及大、小菱形肌止点的粘连瘢痕；

在上述手术部位分别局部注入混合注射液 10 mL（2％利多卡因针剂 2.5 mL＋曲安奈得针剂 10 mg，用 0.9％生理盐水稀释成 10 mL）。

2. 伤口 3 天内不要碰水，避风寒、调饮食、畅情志，注意休息。

3. 龙血竭片×2 盒。

4. 定期复诊。

[按语] 于秋深主任治疗血瘀气滞型颈椎病，针对病灶存在的瘀血导致的"不通则痛"，采用提插补泻手法之泻法驱邪外出，同时佐以龙血竭片内外兼治，体现了于秋深主任"逐瘀为要，气血兼顾"的学术思想。

病案 8

黄某，男，54 岁，就诊时间：2021 年 5 月 19 日。

[主诉] 颈部板滞伴头晕、视物模糊半年余。

[现病史及既往史] 患者半年前无明显诱因下出现颈部板滞，头晕，左手时有麻木，视物模糊，否认脚踩棉花感，否认骨折外伤史，否认高血压、糖尿病史。平素久坐或遇冷后颈部板滞伴头晕，视物模糊，刺痛明显，痛有定处，口干口苦。自行贴敷膏药后效果不佳。

[刻下] 患者颈部板滞，伴头晕、视物模糊，胃纳可，寐安，二便调。

[查体] 颈椎生理曲度尚存，C4/5、C5/6、C6/7 棘旁双侧 0.5 cm 压痛（＋），双斜方肌中点压痛（＋），颈椎后伸受限，左右侧屈受限，右臂丛牵拉试验（－），左臂丛牵拉试验（＋），双上肢肌力Ⅴ级，双侧 Hoffmann 征（－）。舌紫暗，苔白而干，脉弦涩。

[诊断]

西医诊断：颈椎病。

中医诊断：项痹病，血瘀气滞证。

[辅助检查]

颈椎正侧位 X 线：颈椎退变。

颈椎 CT：颈椎退变，C4/5、C5/6、C6/7 椎间盘突出。

[处理]

1. 针刀松解术

(1) 定位,消毒,麻醉。

(2) 手术(结合提插补泻手法之泻法):

① 松解环枕筋膜,减轻环枕筋膜张力,减小对血管的压迫;

② 松解项韧带、斜方肌起止点及棘间韧带的粘连瘢痕;

③ 松解冈上肌、冈下肌、大圆肌及小圆肌起点的粘连瘢痕;

④ 松解肩胛提肌起止点、肩胛提肌肌腹部及大、小菱形肌止点的粘连瘢痕;

⑤ 松解颈部肌结节条索压痛点的粘连瘢痕;

在上述手术部位分别局部注入混合注射液 10 mL(2%利多卡因针剂 2.5 mL+曲安奈得针剂 10 mg,用 0.9%生理盐水稀释成 10 mL)。

2. 伤口 3 天内不要碰水,避风寒、调饮食、畅情志,注意休息。

3. 通络开痹片×2 盒。

4. 1 周后复诊。

二诊(2021 年 5 月 26 日)

颈部板滞好转,头晕缓解。

[查体] 颈椎生理曲度尚存,C4/5、C5/6、C6/7 棘旁双侧 0.5 cm 压痛(±),双斜方肌中点压痛(±),颈椎后伸受限,左右侧屈受限,右臂丛牵拉试验(−),左臂丛牵拉试验(±),双上肢肌力 V 级,双侧 Hoffmann 征(−)。舌紫暗,苔白而干,脉弦涩。

[处理]

1. 针刀松解术

(1) 定位,消毒,麻醉。

(2) 手术(结合提插补泻手法之泻法):

① 松解环枕筋膜,减轻环枕筋膜张力,减小对血管的压迫;

② 松解项韧带、斜方肌起止点及棘间韧带的粘连瘢痕;

③ 松解冈上肌、冈下肌、大圆肌及小圆肌起点的粘连瘢痕;

④ 松解肩胛提肌起止点、肩胛提肌肌腹部及大、小菱形肌止点的粘连瘢痕;

在上述手术部位分别局部注入混合注射液 10 mL(2%利多卡因针剂 2.5 mL+曲安奈得针剂 10 mg,用 0.9%生理盐水稀释成 10 mL)。

2. 伤口 3 天内不要碰水,避风寒、调饮食、畅情志,注意休息。

3. 通络开痹片×2 盒。

4. 定期随诊。

[**按语**]于秋深主任治疗血瘀气滞型颈椎病,针对病灶存在的瘀血导致的"不通则痛",采用提插补泻手法之泻法驱邪外出,同时佐以通络开痹片内外兼治,体现了于秋深主任"逐瘀为要,气血兼顾"的学术思想。

腰椎间盘突出症

腰椎间盘突出症是中老年人腰痛的主要病因之一,严重影响了广大人民的生活质量,严重者甚至会丧失劳动能力。然而,临床上需要进行手术治疗的腰椎间盘突出症仅占 5%～10%,大部分患者可通过休息、推拿、牵引等治疗改善症状。针刀闭合性手术治疗是一种针对腰椎间盘突出症病因的治疗,对病灶处的粘连、瘢痕、挛缩、黄韧带肥厚、关节骨质增生、关节微小错位等问题进行纠正、调节,疗效确切且安全可靠,值得广大患者信赖。

国际腰椎研究会将腰椎间盘突出分为退变型、膨出型、突出型、脱出(后纵韧带下和后纵韧带后)型以及游离型。由于腰椎间盘突出的节段不同,神经损害支配的区域也有区别。L5/S1 椎间盘突出,累及神经根,放射至小腿后外侧、外踝、足跟、足底和小趾;L4/5 椎间盘突出,累及神经根,放射至小腿前外侧、足背内侧和跖趾;L1/2、L2/3、L3/4 椎间盘突出,累及闭孔神经及股神经,出现腹股沟区,大腿前侧、内侧和膝前方疼痛。

一、中医辨证分型

(一)风寒湿痹证

腰痛,伴下肢放射痛、麻木,阴雨天气加重。舌质淡红,苔薄白腻,脉濡缓。

[治法] 温经散寒,祛湿通络。

[推荐方药] 石氏三色膏。

(二)风热湿痹证

腰痛,伴下肢放射痛、麻木,小便黄赤。舌红,苔黄腻,脉滑数。

[治法] 清热除湿,活血通络。

[推荐方药] 独一味胶囊。

(三)血瘀气滞证

腰痛,伴下肢放射痛、麻木。舌质淡黯,或有瘀斑,苔白腻,脉细滑或涩。

[**治法**] 理气活血,通络止痛。

[**推荐方药**] 腰痹通胶囊。

（四）肝肾亏虚证

腰腿酸痛、麻木,行走乏力,伴有耳鸣,盗汗。舌干红,苔少或薄,脉细数。

[**治法**] 补益肝肾,通痹止痛。

[**推荐方药**] 舒筋健腰丸。

（五）气虚血瘀证

腰部酸痛或隐痛,易倦怠乏力,心悸气短,头晕,爪甲色淡,面色不华,胃纳差。舌质淡,苔薄,脉细弱或沉细无力。

[**治法**] 益气养血,通经活络。

[**推荐方药**] 金乌骨通胶囊。

二、病案

病案 1

戴某,男,57 岁,就诊时间：2020 年 11 月 25 日。

[**主诉**] 右臀部疼痛伴右下肢放射痛 2～3 月余。

[**现病史及既往史**] 患者 2～3 月余前因搬运重物出现右臀部疼痛,伴右下肢放射痛,无麻木,伴行走跛行,无间歇性跛行。否认骨折外伤史,否认高血压病史。有糖尿病史,空腹血糖 7.7 mmol/L。有痛风病史,否认肿瘤、药物过敏史、传染病史,有肾结石病史。平素腰膝酸软,无口苦口干,无头晕目眩,易汗出。于外院口服药物治疗,效果不显。

[**刻下**] 患者右臀部疼痛伴右下肢放射痛,无麻木,无腰痛,胃纳少,寐安,二便调。

[**查体**] 腰椎生理曲度尚存,L4/5、L5/S1 棘间压痛（＋）,右髂后上棘压痛（＋）,双侧"4"字试验（－）,右直腿抬高试验（＋）,左直腿抬高试验（±）,双侧 Babinski 征（－）。舌红少苔,脉沉细数。

[**诊断**]

西医诊断：腰椎间盘突出症。

中医诊断：腰痹病,肝肾亏虚证。

[**辅助检查**] 腰椎 CT：L2/3、L3/4、L5/S1 椎间盘膨隆,L4/5 椎间盘突出,腰椎

轻度退变。

[处理]

1. 针刀松解术

(1) 定位,消毒,麻醉。

(2) 手术(结合提插补泻手法之补法):

① 松解 L4/L5、L5/S1 棘上韧带和棘间韧带、腰骶韧带;

② 松解横突间肌及 L3 横突筋膜;

③ 松解梨状肌、臀中肌;

④ 松解神经根管内外口;

⑤ 圆形针刀刺激按摩坐骨神经干及环跳、承扶穴;

在上述手术部位分别局部注入混合注射液 10 mL(2％利多卡因针剂 2.5 mL＋曲安奈得针剂 10 mg,用 0.9％生理盐水稀释成 10 mL)。

2. 伤口 3 天内不要碰水,避风寒、调饮食、畅情志,注意休息。

3. 舒筋健腰丸×2 盒。

4. 1 周后随诊。

二诊(2020 年 12 月 2 日)

右臀部疼痛明显缓解。

[查体] 腰椎生理曲度尚存,L4/5、L5/S1 棘间压痛(±),右髂后上棘压痛(±),双侧"4"字试验(－),右直腿抬高试验(＋),左直腿抬高试验(±),双侧 Babinski 征(－)。舌红少苔,脉沉细数。

[处理]

1. 针刀松解术

(1) 定位,消毒,麻醉。

(2) 手术(结合提插补泻手法之补法):

① 松解 L4/L5、L5/S1 棘上韧带和棘间韧带、腰骶韧带;

② 松解横突间肌及 L3 横突筋膜;

③ 松解梨状肌、臀中肌;

在上述手术部位分别局部注入混合注射液 10 mL(2％利多卡因针剂 2.5 mL＋曲安奈得针剂 10 mg,用 0.9％生理盐水稀释成 10 mL)。

2. 伤口 3 天内不要碰水,避风寒、调饮食、畅情志,注意休息。

3. 舒筋健腰丸×2 盒。

4. 定期复诊。

[按语]于秋深主任治疗肝肾亏虚型腰椎间盘突出症,采用提插补泻之补法于相应穴位,起到补益肝肾、通痹止痛之效,同时体现了于秋深主任"补益肝肾,养筋健骨"的学术思想。

病案 2

杨某,男,69 岁,就诊时间:2021 年 1 月 27 日。

[主诉]腰部酸胀伴左臀部酸胀 3 月余。

[现病史及既往史]患者 3 月余前无明显诱因下出现腰部酸胀,伴左臀部酸胀、麻木,咳嗽后加重。否认间歇性跛行。否认骨折外伤史,否认高血压、糖尿病史,否认风湿、肿瘤、传染病、药物过敏史。平素腰膝酸软,无汗出,无口苦口干。曾于外院治疗,效果不佳。

[刻下]腰部酸胀伴左臀部酸胀,胃纳可,寐安,二便调。

[查体]腰椎生理曲度尚存,L3/4、L4/5 棘旁左侧 1 cm 压痛(+),左髂后上棘压痛(+),左臀中肌压痛(+),双"4"字试验(+),双直腿抬高试验(一),双下肢肌力 V 级,双侧 Babinski 征(一)。舌紫暗,苔白腻,脉弦涩。

[诊断]

西医诊断:腰椎病。

中医诊断:腰痹病,血瘀气滞证。

[辅助检查]

腰椎 MRI:腰椎退变,L3/4 椎间盘变性膨出,L4/5、L5/S1 椎间盘变性突出,L4/5 椎管狭窄,L4/5 双侧椎间孔变窄;腰椎椎体及椎小关节骨质增生。

髋关节 X 线:髋关节退变。

[处理]

1. 针刀松解术

(1) 定位,消毒,麻醉。

(2) 手术(结合提插补泻手法之泻法):

① 松解 L4/L5、L5/S1 棘上韧带和棘间韧带、腰骶韧带;

② 松解横突间肌及 L3 横突筋膜;

③ 松解左侧臀中肌;

④ 松解神经根管内外口;

⑤ 圆形针刀刺激按摩坐骨神经干及环跳、承扶穴；

在上述手术部位分别局部注入混合注射液 10 mL(2％利多卡因针剂 2.5 mL＋曲安奈得针剂 10 mg,用 0.9％生理盐水稀释成 10 mL)。

2. 伤口 3 天内不要碰水,避风寒、调饮食、畅情志,注意休息。

3. 腰痹通胶囊×2 盒。

4. 1 周后随诊。

二诊(2021 年 2 月 3 日)

腰部及左臀部酸胀好转。

[查体] 腰椎生理曲度尚存,L3/4、L4/5 棘旁左侧 1 cm 压痛(±),左髂后上棘压痛(±),左臀中肌压痛(±),双"4"字试验(＋),双直腿抬高试验(－),双下肢肌力 V 级,双侧 Babinski 征(－)。舌紫暗,苔白腻,脉弦涩。

髋关节 X 线：髋关节退变。

[处理]

1. 针刀松解术

(1) 定位,消毒,麻醉。

(2) 手术(结合提插补泻手法之泻法)：

① 松解 L4/L5、L5/S1 棘上韧带和棘间韧带、腰骶韧带；

② 松解横突间肌及 L3 横突筋膜；

③ 松解左侧臀中肌；

④ 圆形针刀刺激按摩坐骨神经干及环跳、承扶穴；

在上述手术部位分别局部注入混合注射液 10 mL(2％利多卡因针剂 2.5 mL＋曲安奈得针剂 10 mg,用 0.9％生理盐水稀释成 10 mL)。

2. 伤口 3 天内不要碰水,避风寒、调饮食、畅情志,注意休息。

3. 腰痹通胶囊×2 盒。

4. 1 周后随诊。

三诊(2021 年 2 月 10 日)

诸症皆轻,继予针刀松解术巩固一次。

[按语] 于秋深主任治疗血瘀气滞型腰椎间盘突出症,遵循理气活血、通络止痛的治疗原则,采用针刀松解术结合提插补泻之泻法,体现了于秋深主任"逐瘀为要,气血兼顾"的学术思想。

病案 3

张某,男,48 岁,就诊时间:2021 年 6 月 30 日。

[**主诉**] 腰痛伴右下肢放射痛 10 月余。

[**现病史及既往史**] 患者 10 月余前因长期从事体力劳动出现腰痛伴右下肢放射痛,无麻木,否认间歇性跛行。否认骨折外伤史,否认高血压、糖尿病史,否认风湿、肿瘤、传染病、药物过敏史。平素腰部畏寒,无怕热,无汗出。未于外院治疗。

[**刻下**] 患者腰痛,伴右下肢放射痛,胃纳可,寐安,二便调。

[**查体**] 腰椎生理曲度尚存,L3/4 棘间压痛(+),L4/5、L5/S1 棘间压痛(-),双"4"字试验(-),双直腿抬高试验(-),双侧 Babinski 征(-)。舌淡红,苔白腻,脉濡缓。

[**诊断**]

西医诊断:腰椎间盘突出症。

中医诊断:腰痹病,风寒湿痹证。

[**辅助检查**]

腰椎 CT:L4/5 椎间盘膨隆。

腰椎 X 线:腰椎退变。

[**处理**]

1. 针刀松解术

(1) 定位,消毒,麻醉。

(2) 手术(结合提插补泻手法之泻法):

① 松解 L4/L5 棘上韧带和棘间韧带、腰骶韧带;

② 松解梨状肌、臀中肌;

③ 松解神经根管内外口;

④ 圆形针刀刺激按摩坐骨神经干及环跳、承扶穴;

在上述手术部位分别局部注入混合注射液 10 mL(2% 利多卡因针剂 2.5 mL+曲安奈得针剂 10 mg,用 0.9% 生理盐水稀释成 10 mL)。

2. 伤口 3 天内不要碰水,避风寒、调饮食、畅情志,注意休息。

3. 石氏三色膏×2 盒,外用。

4. 1 周后随诊。

二诊(2021 年 7 月 7 日)

腰痛明显缓解。

[查体] 腰椎生理曲度尚存，L3/4 棘间压痛（±），L4/5、L5/S1 棘间压痛（—），双"4"字试验（—），双直腿抬高试验（—），双侧 Babinski 征（—）。舌淡红，苔白腻，脉濡缓。

[处理]

1. 针刀松解术

(1) 定位，消毒，麻醉。

(2) 手术（结合提插补泻手法之泻法）：

① 松解 L4/L5 棘上韧带和棘间韧带、腰骶韧带；

② 松解梨状肌、臀中肌；

③ 松解神经根管内外口；

在上述手术部位分别局部注入混合注射液 10 mL（2％利多卡因针剂 2.5 mL＋曲安奈得针剂 10 mg，用 0.9％生理盐水稀释成 10 mL）。

2. 伤口 3 天内不要碰水，避风寒、调饮食、畅情志，注意休息。

3. 石氏三色膏×2 盒，外用。

4. 定期复诊。

[按语] 于秋深主任治疗风寒湿痹型腰椎间盘突出症，使用针刀结合提插补泻之泻法引邪外出，结合石氏伤科之三色膏外用，达到温经散寒、祛湿通络之效，体现其"调治兼顾，祛湿散寒"的学术思想。

病案 4

邵某，男，68 岁，就诊时间：2021 年 7 月 28 日。

[主诉] 腰酸 1 年余。

[现病史及既往史] 患者 1 年余前无明显诱因下出现腰酸，左侧较右侧明显，无下肢放射痛，否认间歇性跛行。否认骨折外伤史，否认高血压、糖尿病史，否认风湿、肿瘤、传染病、药物过敏史。平素腰膝酸软，无畏寒，无汗出，时有口苦口干。于外院行理疗，效果不佳。

[刻下] 腰酸，胃纳可，寐安，二便调。

[查体] 腰椎生理曲度尚存，L4/5 棘间压痛（＋），L3/4 棘旁左侧 3 cm 压痛（＋），左髂后上棘压痛（＋），双"4"字试验（—），双直腿抬高试验（—），双侧 Babinski 征（—）。舌淡苔薄，脉细弱。

[诊断]

西医诊断：腰椎退变。

中医诊断：腰痹病，气虚血瘀证。

[**辅助检查**] 腰椎 X 线：腰椎退变，L3 轻度滑脱。

[**处理**]

1. 针刀松解术

(1) 定位，消毒，麻醉。

(2) 手术（结合提插补泻手法之补法、泻法）：

① 松解 L4/L5、L5/S1 棘上韧带和棘间韧带、腰骶韧带；

② 松解横突间肌及 L3 横突筋膜；

③ 松解梨状肌、臀中肌；

④ 圆形针刀刺激按摩坐骨神经干及环跳、承扶穴；

在上述手术部位分别局部注入混合注射液 10 mL（2％利多卡因针剂 2.5 mL＋曲安奈得针剂 10 mg，用 0.9％生理盐水稀释成 10 mL）。

2. 伤口 3 天内不要碰水，避风寒、调饮食、畅情志，注意休息。

3. 金乌骨通胶囊×2 盒。

4. 1 周后随诊。

二诊（2021 年 8 月 4 日）

腰酸好转。

[**查体**] 腰椎生理曲度尚存，L4/5 棘间压痛（±），L3/4 棘旁左侧 3 cm 压痛（±），左髂后上棘压痛（±），双"4"字试验（－），双直腿抬高试验（－），双侧 Babinski 征（－）。舌淡苔薄，脉细弱。

[**处理**]

1. 针刀松解术

(1) 定位，消毒，麻醉。

(2) 手术（结合提插补泻手法之补法、泻法）：

① 松解 L4/L5、L5/S1 棘上韧带和棘间韧带、腰骶韧带；

② 松解横突间肌及 L3 横突筋膜；

③ 松解梨状肌、臀中肌；

在上述手术部位分别局部注入混合注射液 10 mL（2％利多卡因针剂 2.5 mL＋曲安奈得针剂 10 mg，用 0.9％生理盐水稀释成 10 mL）。

2. 伤口 3 天内不要碰水，避风寒、调饮食、畅情志，注意休息。

3. 金乌骨通胶囊×2 盒。

4. 定期随访。

[按语] 于秋深主任治疗气虚血瘀型腰椎间盘突出症，根据证型的病机特点采用了提插补泻手法中的补法、泻法相结合，从而达到益气养血、通经活络之效，体现其"调治兼顾，气血兼治"的学术思想。

病案 5

孙某，女，70 岁，就诊时间：2021 年 8 月 11 日。

[主诉] 腰痛伴左小腿酸胀、右足底麻木 20 年余。

[现病史及既往史] 患者 20 余年前因体力劳动后出现腰痛，伴左小腿酸胀、右足底麻木。否认间歇性跛行，否认大小便异常。否认骨折外伤史，否认高血压、糖尿病史，否认风湿、肿瘤、传染病、药物过敏史。平素腰膝酸软，无口苦口干，无汗出。于外院行针灸理疗等治疗，效果不佳。

[刻下] 腰痛，左小腿酸胀，右足底麻木，胃纳可，寐安，小便黄赤，大便调。

[查体] 腰椎生理曲度尚存，L3/4、L4/5、L5/S1 棘旁左侧 0.5 cm 压痛（＋），左臀中肌压痛（＋），左直腿抬高试验（－），双下肢肌力Ⅴ级，双侧 Babinski 征（－）。舌淡红，苔薄白腻，脉滑数。

[诊断]

西医诊断：腰椎退变。

中医诊断：腰痹病，风热湿痹证。

[辅助检查]

腰椎 X 线：腰椎退变，L2/4 椎体轻度滑脱。

髋关节 X 线：髋关节退变。

[处理]

1. 针刀松解术

（1）定位，消毒，麻醉。

（2）手术（结合提插补泻手法之泻法）：

① 松解 L4/L5、L5/S1 棘上韧带和棘间韧带、腰骶韧带；

② 松解横突间肌及 L3 横突筋膜；

③ 松解左侧臀中肌；

④ 松解神经根管内外口；

⑤ 圆形针刀刺激按摩坐骨神经干及环跳、承扶穴；

在上述手术部位分别局部注入混合注射液 10 mL(2％利多卡因针剂 2.5 mL＋曲安奈得针剂 10 mg,用 0.9％生理盐水稀释成 10 mL)。

2. 伤口 3 天内不要碰水,避风寒、调饮食、畅情志,注意休息。

3. 独一味胶囊×2 盒。

4. 1 周后随诊。

二诊(2020 年 12 月 2 日)

腰痛明显好转。

[**查体**]腰椎生理曲度尚存,L3/4、L4/5、L5/S1 棘旁左侧 0.5 cm 压痛(±),左臀中肌压痛(±),左直腿抬高试验(一),双下肢肌力 V 级,双侧 Babinski 征(一)。舌淡红,苔薄白腻,脉滑数。

[**处理**]

1. 针刀松解术

(1) 定位,消毒,麻醉。

(2) 手术(结合提插补泻手法之泻法):

① 松解 L4/L5、L5/S1 棘上韧带和棘间韧带、腰骶韧带;

② 松解横突间肌及 L3 横突筋膜;

③ 松解左侧臀中肌;

④ 圆形针刀刺激按摩坐骨神经干及环跳、承扶穴;

在上述手术部位分别局部注入混合注射液 10 mL(2％利多卡因针剂 2.5 mL＋曲安奈得针剂 10 mg,用 0.9％生理盐水稀释成 10 mL)。

2. 伤口 3 天内不要碰水,避风寒、调饮食、畅情志,注意休息。

3. 独一味胶囊×2 盒。

4. 定期复诊。

[**按语**]于秋深主任治疗风热湿痹型腰椎间盘突出症,在传统针刀松解术的基础上结合提插补泻之泻法,祛除湿热之邪,达到活血通络之效,体现了于秋深主任"调补兼施,清热除湿"的学术思想。

病案 6

徐某,女,74 岁,就诊时间:2021 年 8 月 25 日。

[**主诉**]右臀部伴右足趾麻木 2 年余。

［**现病史及既往史**］患者 2 年余前无明显诱因下出现右臀部伴右足趾麻木。无间歇性跛行，无腰酸。否认骨折外伤史，有痛风病史，目前病情稳定。有甲减史，目前药物控制可。否认高血压、糖尿病史，否认肿瘤、传染病、药物过敏史。平素无怕热，无汗出。未于外院治疗。

［**刻下**］右臀部伴右足趾麻木，胃纳可，寐安，二便调。

［**查体**］腰椎生理曲度尚存，L3/4 棘旁压痛（－），L4/5、L5/S1 棘间压痛（－），右"4"字试验（±），双下肢肌力 V 级，双侧 Babinski 征（－）。舌淡红，苔白腻，脉濡缓。

［**诊断**］

西医诊断：腰椎退变。

中医诊断：腰痹病，风寒湿痹证。

［**辅助检查**］腰椎 X 线：腰椎退变。

［**处理**］

1. 针刀松解术

（1）定位，消毒，麻醉。

（2）手术（结合提插补泻手法之泻法）：

① 松解 L4/L5、L5/S1 棘上韧带和棘间韧带、腰骶韧带；

② 松解神经根管内外口；

③ 圆形针刀刺激按摩坐骨神经干及环跳、承扶穴；

在上述手术部位分别局部注入混合注射液 10 mL（2％利多卡因针剂 2.5 mL＋曲安奈得针剂 10 mg，用 0.9％生理盐水稀释成 10 mL）。

2. 伤口 3 天内不要碰水，避风寒、调饮食、畅情志，注意休息。

3. 石氏三色膏×2 盒，外用。

4. 1 周后随诊。

二诊（2021 年 9 月 1 日）

右下肢麻木明显好转。

［**查体**］腰椎生理曲度尚存，L3/4 棘旁压痛（－），L4/5、L5/S1 棘间压痛（－），右"4"字试验（±），双下肢肌力 V 级，双侧 Babinski 征（－）。舌淡红，苔白腻，脉濡缓。

［**处理**］

1. 针刀松解术

（1）定位，消毒，麻醉。

（2）手术（结合提插补泻手法之泻法）：

① 松解 L4/L5、L5/S1 棘上韧带和棘间韧带、腰骶韧带；

② 松解神经根管内外口；

③ 圆形针刀刺激按摩坐骨神经干及环跳、承扶穴；

在上述手术部位分别局部注入混合注射液 10 mL（2％利多卡因针剂 2.5 mL＋曲安奈得针剂 10 mg，用 0.9％生理盐水稀释成 10 mL）。

2. 伤口 3 天内不要碰水，避风寒、调饮食、畅情志，注意休息。

3. 石氏三色膏×2 盒，外用。

4. 定期复诊。

[按语] 于秋深主任治疗风寒湿痹型腰椎间盘突出症，使用针刀结合提插补泻手法之泻法引邪外出，结合石氏伤科之三色膏外用，达到温经散寒、祛湿通络之效，体现了于秋深主任"调治兼顾，祛湿散寒"的学术思想。

病案 7

黄某，男，56 岁，就诊时间：2020 年 11 月 4 日。

[主诉] 腰部板滞伴右下肢麻木 10 年余。

[现病史及既往史] 患者 10 年余前无明显诱因下出现腰部板滞，伴右下肢麻木。有高血压病史，药物控制可。否认糖尿病史。有痛风病史，目前病情稳定。否认风湿、肿瘤、传染病、药物过敏史。平素不能久坐，腰部畏寒，口苦，无口干。

[刻下] 腰部板滞伴右下肢麻木，胃纳可，寐安，二便调。

[查体] 腰椎生理曲度尚存，L4/5、L5/S1 棘旁双侧 0.5 cm 压痛（＋），L4/5、L5/S1 棘间压痛（＋），右臀中肌压痛（－），双下肢肌力 V 级，双侧 Babinski 征（－）。舌红少苔，脉细。

[诊断]

西医诊断：腰椎退变。

中医诊断：腰痹病，肝肾亏虚证。

[辅助检查]

颈椎 X 线：颈椎退变，C4 轻度滑脱。

腰椎 X 线：腰椎退变，L5 椎体轻度滑脱。

[处理]

1. 针刀松解术

(1) 定位,消毒,麻醉。

(2) 手术(结合提插补泻手法之补法):

① 松解 L4/L5、L5/S1 棘上韧带和棘间韧带、腰骶韧带;

② 松解横突间肌及 L3 横突筋膜;

③ 松解梨状肌、臀中肌;

④ 松解神经根管内外口;

⑤ 圆形针刀刺激按摩坐骨神经干及环跳、承扶穴;

在上述手术部位分别局部注入混合注射液 10 mL(2%利多卡因针剂 2.5 mL＋曲安奈得针剂 10 mg,用 0.9%生理盐水稀释成 10 mL)。

2. 伤口 3 天内不要碰水,避风寒、调饮食、畅情志,注意休息。

3. 舒筋健腰丸×2 盒。

4. 1 周后随诊。

二诊(2020 年 11 月 11 日)

腰部板滞缓解。

[查体]腰椎生理曲度尚存,L4/5、L5/S1 棘旁双侧 0.5 cm 压痛(±),L4/5、L5/S1 棘间压痛(±),右臀中肌压痛(－),双下肢肌力 V 级,双侧 Babinski 征(－)。舌红少苔,脉细。

[处理]

1. 针刀松解术

(1) 定位,消毒,麻醉。

(2) 手术(结合提插补泻手法之补法):

① 松解 L4/L5、L5/S1 棘上韧带和棘间韧带、腰骶韧带;

② 松解神经根管内外口;

③ 圆形针刀刺激按摩坐骨神经干及环跳、承扶穴;

在上述手术部位分别局部注入混合注射液 10 mL(2%利多卡因针剂 2.5 mL＋曲安奈得针剂 10 mg,用 0.9%生理盐水稀释成 10 mL)。

2. 伤口 3 天内不要碰水,避风寒、调饮食、畅情志,注意休息。

3. 舒筋健腰丸×2 盒。

4. 1 周后随诊。

三诊(2020 年 11 月 18 日)

诸症皆轻,继予针刀松解术巩固一次。

[**按语**] 于秋深主任治疗肝肾亏虚型腰椎间盘突出症,采用提插补泻手法之补法于相应穴位,起到补益肝肾、通痹止痛之效,同时体现了于秋深主任"补益肝肾,养筋健骨"的学术思想。

病案 8

李某,女,62 岁,就诊时间:2021 年 10 月 20 日。

[**主诉**] 腰痛伴左臀部放射痛 5 年余。

[**现病史及既往史**] 患者 5 余年前无明显诱因下出现腰痛伴左臀部放射痛,晨起翻身疼痛,左下肢放射痛,否认间歇性跛行。否认高血压、糖尿病史,否认风湿、肿瘤、传染病、药物过敏史。平素腰部无畏寒,腰膝酸软,无口苦口干。未于外院治疗。

[**刻下**] 腰痛伴左臀部放射痛,胃纳可,寐安,二便调。

[**查体**] 腰椎生理曲度尚存,L4/5、L5/S1 棘间压痛(+),左髂后上棘压痛(+),左"4"字试验(+),左直腿抬高试验(+),双侧 Babinski 征(−)。舌红少苔,脉细数。

[**诊断**]

西医诊断:腰椎间盘突出症。

中医诊断:腰痹病,肝肾亏虚证。

[**辅助检查**]

腰椎 X 线:腰椎退变。

腰椎 MRI:L4/5 椎间盘轻度正中向右突出,L3/4 椎间盘膨隆。腰椎退变,L3 椎体轻度向前滑脱。

[**处理**]

1. 针刀松解术

(1)定位,消毒,麻醉。

(2)手术(结合提插补泻手法之补法):

① 松解 L4/L5、L5/S1 棘上韧带和棘间韧带、腰骶韧带;

② 松解横突间肌及 L3 横突筋膜;

③ 松解梨状肌、臀中肌;

④ 松解神经根管内外口;

⑤ 圆形针刀刺激按摩坐骨神经干及环跳、承扶穴；

在上述手术部位分别局部注入混合注射液 10 mL(2％利多卡因针剂 2.5 mL＋曲安奈得针剂 10 mg,用 0.9％生理盐水稀释成 10 mL)。

2. 伤口 3 天内不要碰水,避风寒、调饮食、畅情志,注意休息。

3. 舒筋健腰丸×2 盒。

4. 1 周后随诊。

二诊(2021 年 10 月 27 日)

腰痛明显好转。

[**查体**] 腰椎生理曲度尚存,L4/5、L5/S1 棘间压痛(±),左髂后上棘压痛(±),左"4"字试验(±),左直腿抬高试验(±),双侧 Babinski 征(－)。舌红少苔,脉细数。

[**处理**]

1. 针刀松解术

(1) 定位,消毒,麻醉。

(2) 手术(结合提插补泻手法之补法):

① 松解 L4/L5、L5/S1 棘上韧带和棘间韧带、腰骶韧带;

② 松解梨状肌、臀中肌;

③ 松解神经根管内外口;

④ 圆形针刀刺激按摩坐骨神经干及环跳、承扶穴;

在上述手术部位分别局部注入混合注射液 10 mL(2％利多卡因针剂 2.5 mL＋曲安奈得针剂 10 mg,用 0.9％生理盐水稀释成 10 mL)。

2. 伤口 3 天内不要碰水,避风寒、调饮食、畅情志,注意休息。

3. 舒筋健腰丸×2 盒。

4. 定期复诊。

[**按语**] 于秋深主任治疗肝肾亏虚型腰椎间盘突出症,采用提插补泻手法之补法于相应穴位,起到补益肝肾、通痹止痛之效,同时体现了于秋深主任"补益肝肾,养筋健骨"的学术思想。

腰椎椎管狭窄症

腰椎椎管狭窄症是一种常见的腰腿痛疾病,主要由于腰椎管内的骨性结构或软组织结构异常增生或变性,导致腰椎椎管的有效容积减小,压迫马尾神经或神经根,引起腰腿痛、间歇性跛行等症状。

发病原因主要包括退行性变、先天性发育异常、脊柱滑脱、脊柱骨折等,其中以退行性变最为常见,中老年人发病率较高。

针刀治疗是一种新型的中医治疗方法,主要通过小针刀手术的方式,对腰椎管狭窄的致病点进行切割、松解、减压等操作,以解除腰椎管的狭窄,缓解症状。针刀治疗具有手术创伤小、术后恢复快、疗效显著等优点,已成为治疗腰椎椎管狭窄症的一种常用方法。

一、中医辨证分型

(一)气滞血瘀证

腰痛如刺,痛有定处。舌质紫暗或有瘀斑,脉弦涩。

[治法] 活血化瘀,通络止痛。

[推荐方药] 身痛逐瘀汤加减。

(二)风寒痹阻证

腰部冷痛重着,转侧不利。舌淡苔白,脉沉紧。

[治法] 祛风散寒,通络止痛。

[推荐方药] 乌头汤加减。

(三)肝肾亏虚证

腰膝酸软,神疲乏力。舌淡苔白,脉沉细无力。

[治法] 补益肝肾,强筋壮骨。

[推荐方药] 左归丸加减。

二、病案

病案 1

任某,女,50 岁,就诊时间:2021 年 12 月 8 日。

[主诉] 腰痛 30 余年加重伴双下肢麻木 20 天。

[现病史及既往史] 患者 30 余年前因外伤导致腰椎椎管狭窄,L3/4 椎间盘膨出。后腰痛时作,患者反复于当地医院行针灸、推拿、理疗等对症处理,效果不明显。20 天前无明显诱因下出现腰痛加重,休息时减轻,活动时加重,伴双下肢麻木、行走困难。既往否认肝炎、结核等传染病史,否认高血压、心脏病、糖尿病史,无输血史。否认过敏史。

[刻下] 腰痛,双下肢麻木、无力。无头晕头痛,无恶寒发热,平素饮食可,夜寐欠安,二便尚调。

[查体] 体温 36.5℃,脉搏 73 次/分,呼吸 18 次/分,血压 120/78 mmHg。神清气平,体型中等,营养良好,步入诊室。腰椎无畸形,活动略受限,脊柱各椎体无明显叩痛,椎旁无压痛,鞍区无明显感觉异常,双下肢无萎缩。双下肢直腿抬高实验:左70°,加强实验(一),右 70°,加强实验(一),双下肢皮肤感觉正常,肌力Ⅳ级,双膝、双踝关节无畸形,活动正常。双下肢足背动脉搏动存在,双膝腱反射、跟腱反射未引出。余无异常。四肢关节无畸形及肿胀,双下肢无可凹陷性水肿。躯体及肢体知觉正常。双侧肱二头肌腱、肱三头肌腱反射正常存在。舌紫暗,苔白,脉弦涩。

[辅助检查] L3/4 椎间盘膨出,椎管狭窄。

[诊断]

西医诊断:腰椎椎管狭窄症。

中医诊断:腰痹病,气滞血瘀证。

[处理]

1. 针刀松解术

(1)定位,消毒,麻醉。

(2)手术(结合提插补泻手法之泻法):

① 松解 L3/4、L4/5 节段的横突间韧带和横突间肌肉,以对脊柱纵向减压;

② 松解 L3/4、L4/5 对应椎间管外口,以松解神经根外膜,延长椎管内神经根活动度;

③ 松解黄韧带点,降低椎管内压;

④ 松解脊神经后支卡压点,消除脊神经后支卡压所导致的疼痛。

2. 伤口3天内不要碰水,畅情志,适当运动,注意休息。

3. 定期随诊。

二诊(2021年12月18日)

患者腰痛及双下肢麻木较前改善,休息时减轻,活动时加重,行走困难。既往否认肝炎、结核等传染病史,否认高血压、心脏病、糖尿病史,无输血史。否认过敏史。

[刻下]腰痛,双下肢轻度麻木。无头晕头痛,无恶寒发热,平素饮食可,夜寐欠安,二便尚调。

[查体]体温36.8℃,脉搏74次/分,呼吸17次/分,血压120/76 mmHg。神清气平,体型中等,营养良好,步入诊室。腰椎无畸形,活动略受限,脊柱各椎体无明显叩痛,椎旁无压痛,鞍区无明显感觉异常,双下肢无萎缩。双下肢直腿抬高实验:左70°,加强实验(一),右70°,加强实验(一),双下肢皮肤感觉正常,肌力Ⅳ级,双膝、双踝关节无畸形,活动正常。双下肢足背动脉搏动存在,双膝腱反射、跟腱反射未引出。余无异常。四肢关节无畸形及肿胀,双下肢无可凹陷性水肿。躯体及肢体知觉正常。双侧肱二头肌腱、肱三头肌腱反射正常存在。舌紫暗,苔白,脉弦涩。

[诊断]

西医诊断:腰椎椎管狭窄症。

中医诊断:腰痹病,气滞血瘀证。

[处理]

1. 针刀松解术

(1)定位,消毒,麻醉。

(2)手术(结合提插补泻手法之泻法):

① 松解L3/4、L4/5节段的横突间韧带和横突间肌肉,以对脊柱纵向减压;

② 松解L3/4、L4/5对应椎间管外口,以松解神经根外膜,延长椎管内神经根活动度;

③ 松解黄韧带点,降低椎管内压;

2. 伤口3天内不要碰水,畅情志,适当运动,注意休息。

3. 定期随诊。

[按语]腰椎椎管狭窄症的临床表现之一为间歇性跛行。其背后的病理机制有诸多解释,例如认为当患者行走的时候,下肢肌肉收缩,导致椎管内相应脊柱节段的神经根血管丛出现生理性充血,进一步导致静脉淤血、微循环受阻的情况,因此产生

神经根的缺血,患者不得不停止行走。而停下休息之后,下肢肌肉活动静止,不再刺激相应脊柱节段的神经根血管丛,静脉淤血的情况得到缓解,从而使椎管恢复正常的宽度,疼痛症状消失。

于秋深主任治疗气滞血瘀型腰椎椎管狭窄症,注重活血行气、通络止痛的治疗思路,采用了针刀松解术结合提插补泻之泻法,体现了于秋深主任"逐瘀为要,气血兼顾"的学术思想。

病案 2

张某,女,50 岁,就诊时间:2022 年 1 月 19 日。

[**主诉**] 腰痛 10 年加重伴双下肢无力 1 月余。

[**现病史及既往史**] 患者于 10 年前无明显诱因出现腰痛反复发作,每次经过卧床休息后可以自行好转。之后腰痛发作逐渐频繁,疼痛程度逐渐加重,尤其是劳累、着凉后发作显著,患者仍未予重视,未曾就诊。自诉 3 年前劳累后出现腰部疼痛加重,活动受限,伴双下肢无力,休息后不能缓解,自行贴止痛伤筋药膏。近 1 个月腰部疼痛明显加重,不能活动,双下肢麻木无力不敢行走。既往否认肝炎、结核等传染病史,否认高血压、心脏病、糖尿病史,无外伤史,无输血史。否认过敏史。

[**刻下**] 腰痛伴双下肢乏力,无头晕头痛,胃纳一般,心烦寐差,二便尚调。

[**查体**] 生命体征平稳,心肺检查未见异常。腰椎无畸形,活动略受限,脊柱各椎体无明显叩痛,椎旁无压痛,鞍区无明显感觉异常,双下肢无萎缩。双下肢直腿抬高实验:左 60°,加强实验(一),右 65°,加强实验(一),双下肢皮肤感觉正常,肌力Ⅳ级,双膝、双踝关节无畸形,活动正常。双下肢足背动脉搏动存在,双膝腱反射、跟腱反射未引出。余无异常。舌红少津,脉弦细而数。

[**辅助检查**] 腰椎 L3/4、L4/5 椎间盘膨出,椎管狭窄。

[**诊断**]

西医诊断:腰椎椎管狭窄症。

中医诊断:腰痹病,肝肾亏虚证。

[**处理**]

1. 针刀松解术

(1) 定位,消毒,麻醉。

(2) 手术(结合提插补泻手法之补法):

① 松解 L3/4、L4/5 节段的横突间韧带和横突间肌肉,以对脊柱纵向减压;

② 松解 L3/4、L4/5 对应椎间管外口,以松解神经根外膜,延长椎管内神经根活动度;

③ 松解黄韧带点,降低椎管内压。

2. 伤口 3 天内不要碰水,畅情志,适当运动,注意休息。

3. 定期随诊。

[**按语**] 腰腿痛缠绵日久,反复发作,乏力,不耐劳,劳则加重,卧则减轻,包括肝肾阴虚证及肝肾阳虚证。阴虚证症见:心烦失眠、口苦咽干、舌红少津、脉弦细而数等。阳虚证症见:四肢不温、形寒畏冷、筋脉拘挛、舌质胖淡、脉沉细无力等。对于肝肾亏虚型的腰痹病,于秋深主任注重在针刀操作中采用补法。后期可嘱患者备服六味地黄丸以滋补肝肾。

膝骨关节炎

膝骨关节炎是一种常见的关节疾病,随着人口老龄化的加剧,患病率也呈逐年上升。该病主要特点是关节软骨退行性变、骨赘形成,导致关节疼痛、活动受限,严重影响患者的生活质量。传统的治疗方法包括药物治疗、物理治疗、关节腔注射等,但效果有限。近年来,针刀治疗作为一种新兴的治疗方法,在膝骨关节炎治疗中发挥了重要作用。

膝骨关节炎的发病原因有多种,包括年龄、性别、肥胖、遗传因素等。随着年龄的增长,关节软骨逐渐变薄、降解,出现龟裂、剥脱等现象。此外,关节面的磨损、关节液的减少都会导致关节疼痛和活动受限。长期的负重、不良姿势、过度运动也是引发膝骨关节炎的重要因素。膝骨关节炎的诊断主要依据患者的症状、体征和影像学检查。常见症状包括关节疼痛、肿胀、活动受限等。体检时可见关节活动受限、关节摩擦音等。X线检查可见关节间隙变窄、骨赘形成等。根据病情轻重,膝骨关节炎可分为轻、中、重三种类型。

针刀治疗膝骨关节炎的原理是通过松解关节周围软组织,增加关节的灵活性,降低肌肉张力,改善关节血液循环,缓解疼痛。针刀治疗作为一种新兴的膝骨关节炎治疗方法,具有创伤小、疗效显著、安全性高等优点。对于膝骨关节炎患者来说,针刀治疗无疑为一种有效的治疗方法,值得在临床实践中推广应用。

一、中医辨证分型

(一)肝肾亏虚证

膝关节疼痛,伴有腰膝酸软、疲乏无力、失眠多梦等。舌质红,苔少,脉细数。

[治法] 滋补肝肾。

[推荐方药] 六味地黄丸、左归丸等方剂加减。

(二)风寒湿痹证

膝关节疼痛,遇寒则痛剧,伴有畏寒肢冷、腰膝酸软、腹胀等。舌质淡,苔白腻,脉沉细。

[**治法**] 温经散寒。

[**推荐方药**] 乌头汤、薏苡仁汤等方剂加减。

（三）湿热痹阻证

膝关节疼痛，伴有发热、口渴、尿黄等。舌质红，苔黄腻，脉滑数。

[**治法**] 清热利湿。

[**推荐方药**] 四妙丸、龙胆泻肝丸等方剂加减。

（四）气滞血瘀证

膝关节疼痛，痛有定处，伴有胸胁胀闷、心悸等。舌质紫暗，有瘀斑，脉弦涩。

[**治法**] 行气活血。

[**推荐方药**] 桃红四物汤、血府逐瘀汤等方剂加减。

（五）气血两虚证

膝关节疼痛，伴有面色苍白、心悸气短、头晕等。舌质淡，苔薄白，脉细弱。

[**治法**] 补气养血。

[**推荐方药**] 八珍汤、十全大补汤等方剂加减。

二、病案

病案 1

李某，女，51 岁，就诊时间：2023 年 3 月 1 日。

[**主诉**] 右膝疼痛 3 月余，左膝疼痛 1 月余。

[**现病史及既往史**] 患者 3 月余前无明显诱因下先出现右膝关节疼痛，1 月余前左膝关节亦出现疼痛。伴随活动稍受限，登楼梯、下蹲困难。久行、劳累后痛甚，休息后稍可缓解。无外伤，无发热。既往否认骨折外伤史，否认高血压、糖尿病史，否认风湿、肿瘤、传染病、药物或食物过敏史。

[**刻下**] 双膝关节疼痛，胃纳尚可，夜寐安，二便调。

[**查体**] 体温 37.2℃，脉搏 77 次/分，呼吸 16 次/分，血压 130/84 mmHg。神清气平，体型肥胖，营养良好，步入诊室。双膝关节无内或外翻，无过伸，关节活动可，局部皮肤无潮红，温度正常。右膝内侧眼见愈合瘢痕，左膝髌外缘见 2 cm×3 cm 左右小水疱。双膝关节间隙、腘后内侧压痛明显，股骨内或外侧髁无压痛，髌骨研磨试

验(一),麦氏征(一),浮髌试验(一),抽屉试验(一)。双下肢皮肤感觉正常。上、下肢其余各关节未检及异常。舌紫暗,苔白,脉弦涩。

[辅助检查]（2022 年 12 月 29 日）X 片：腰椎退变,右膝退变。（2023 年 3 月 1 日）X 片：（左膝摄片）左膝退变,左胫骨近端外生骨疣。血常规：正常。血尿酸：正常。风湿四项：正常。

[诊断]

西医诊断：膝骨关节炎。

中医诊断：膝痹病,气滞血瘀证。

[处理]

1. 左胫骨外生骨疣,建议骨科随访就诊。

2. 针刀松解术

（1）定位,消毒,麻醉。

（2）手术（结合提插补泻手法之泻法）：

① 松解内侧副韧带的前纵束和后斜束；

② 松解腓肠肌内、外侧头的肌腱附着点；

③ 在髌骨上缘上 10 mm 股四头肌腱正中和两侧 20 mm 各定 1 点,松解股四头肌腱；

④ 在膝关节间隙的内外侧定点,以松解关节囊,增加关节间隙的宽度。

3. 伤口 3 天内不要碰水,注意膝关节保暖,控制体重,畅情志,适当运动,注意休息。

4. 定期随诊。

[按语] 该患者无外伤史或其他明显诱因,双膝关节先后出现明显疼痛,登楼梯、下蹲困难。久行、劳累后痛甚,休息后可缓解。患者的影像学检查显示右膝退变、左膝退变及左胫骨近端外生骨疣。其病史和辅助检查可以用作诊断双膝骨关节炎的依据。本病应注重与类风湿关节炎和痛风等疾病相鉴别,故进一步完善了血常规、血尿酸、风湿免疫因子的辅助检查。从症状上看,类风湿关节炎为对称性的多关节病变。痛风则好发于足部跖趾关节,发病急骤、痛不能碰,实验室检查可见血尿酸升高。

于秋深主任治疗气滞血瘀型膝骨关节炎,通过运用针刀松解术结合提插补泻之泻法,始终不离开"活血行气、通络止痛"的治疗原则,体现了于秋深主任"逐瘀为要,气血兼顾"的学术思想。

病案 2

朱某,女,66 岁,就诊时间:2022 年 10 月 19 日。

[**主诉**] 双膝疼痛 1 月余。

[**现病史及既往史**] 患者于 1 月余前无明显诱因下出现双膝疼痛,无外伤,无发热。双膝关节于久行、劳累后疼痛明显,下蹲时、登梯时、弯膝时痛甚,休息后疼痛可减轻。无关节绞锁,无活动受限。既往有双膝骨关节炎病史,曾于本院行针刀治疗后疼痛较前减轻,现仍有双膝关节疼痛,为求进一步治疗,故来门诊就诊。既往否认骨折外伤史,否认高血压、糖尿病史,否认风湿、肿瘤、传染病、药物或食物过敏史。

[**刻下**] 双膝关节疼痛,胃纳一般,夜寐尚可,小便调,大便偶有便秘。

[**查体**] 体温 37.0℃,脉搏 68 次/分,呼吸 16/分,血压 122/80 mmHg。神清气平,体型矮胖,营养良好,步入诊室。双膝关节轻度内翻,过伸(+),关节活动可,局部皮肤无潮红,无瘢痕,温度正常。双膝关节间隙压痛明显,腘后内侧、股骨内或外侧髁无压痛,髌骨研磨试验(−),麦氏征(−),浮髌试验(−),抽屉试验(−)。双下肢皮肤感觉正常。上、下肢其余各关节未检及异常。舌紫暗,苔白,脉弦涩。

[**辅助检查**] X 片:(双膝摄片)双膝退变。血常规:正常。血尿酸:正常。风湿四项:正常。

[**诊断**]

西医诊断:膝骨关节炎。

中医诊断:膝痹病,气滞血瘀证。

[**处理**]

1. 针刀松解术

(1)定位,消毒,麻醉。

(2)手术(结合提插补泻手法之泻法):

① 松解内侧副韧带的前纵束和后斜束;

② 松解腓肠肌内、外侧头的肌腱附着点;

③ 在髌骨上缘上 10 mm 股四头肌腱止中和两侧 20 mm 各定 1 点,松解股四头肌腱;

④ 在膝关节间隙的内外侧定点,以松解关节囊,增加关节间隙的宽度。

2. 伤口 3 天内不要碰水,避风寒、畅情志,注意休息。

3. 随诊。

[**按语**] 该患者年龄渐长,肝肾渐亏,肾主骨而肝主筋,肝肾亏虚为本病所发病的基础,骨节逐渐失养,经络不畅,双膝局部劳损日久,瘀阻渐增,气血不畅,不通则

痛,故见双膝的疼痛,舌质紫暗,舌苔白,脉弦涩。辨证当为气滞血瘀证。于秋深主任对气滞血瘀型膝骨关节炎的治疗在针刀松解治疗的基础上,采用了提插补泻手法中的泻法,临床还可以配合桃红四物汤、血府逐瘀汤活血行气;又考虑肝肾亏虚为本,故后期可嘱患者备服六味地黄丸以滋补肝肾。以上均体现了于秋深主任"逐瘀为要,气血兼顾"的治法思想。

病案3

杨某,男,80岁,就诊时间:2022年10月23日。

[**主诉**] 双膝疼痛1月余。

[**现病史及既往史**] 患者1月余前无明显诱因下出现双膝疼痛,无外伤,无发热。双膝关节于久行后、登梯时疼痛明显,休息后疼痛可减轻。无关节交锁,无活动受限。既往否认骨折外伤史,否认高血压、糖尿病史,否认风湿、肿瘤、传染病、药物或食物过敏史。

[**刻下**] 双膝关节疼痛,胃纳可,夜寐一般,夜尿频,大便干。

[**查体**] 体温37.3℃,脉搏73次/分,呼吸17/分,血压140/86 mmHg。神清气平,体型中等,营养可,步入诊室。双膝关节内翻,过伸(一),关节活动可,局部皮肤无潮红,无瘢痕,温度正常。双膝关节间隙压痛明显,双膝股骨内侧髁后方压痛,腘后内侧、股骨外侧髁无压痛,髌骨研磨试验(一),麦氏征(一),浮髌试验(一),抽屉试验(一)。双下肢皮肤感觉正常。上、下肢其余各关节未检及异常。舌红少苔,脉沉细弱。

[**诊断**]

西医诊断:膝骨关节炎。

中医诊断:膝痹病,肝肾亏虚证。

[**辅助检查**] X线:(双膝摄片)双膝退变,右侧腘囊肿可能。血常规:正常。血尿酸:正常。

[**处理**]

1. 针刀松解术

(1) 定位,消毒,麻醉。

(2) 手术(结合提插补泻手法之补法):

① 松解内侧副韧带的前纵束和后斜束;

② 松解腓肠肌内、外侧头的肌腱附着点;

③ 同时定膝内、外侧两点,松解前交叉韧带或髌滑膜襞;

④ 在膝关节间隙的内外侧定点,以松解关节囊,增加关节间隙的宽度。

2. 伤口 3 天内不要碰水,避风寒、畅情志,注意休息。

3. 随诊。

[按语] 于秋深主任治疗肝肾亏虚型膝痹病,遵循补益肝肾、通络止痛的治则,采用提插补泻手法中的补法,辅以骨疏康胶囊补肝肾、强筋骨,体现了于秋深主任"补益肝肾,养筋健骨"的学术思想。

病案 4

倪某,女,57 岁,就诊时间:2022 年 1 月 5 日。

[主诉] 双膝酸痛 1 年。

[现病史及既往史] 患者 1 年前无明显诱因下出现双膝酸痛,无外伤,无发热。双膝关节于久行后、下蹲时疼痛明显,休息后疼痛可减轻。无关节交锁,无活动受限。曾在外院摄片提示"退行性变",行玻璃酸钠注射治疗,无明显好转。既往有膝骨关节炎病史,否认骨折外伤史、否认高血压、糖尿病史,否认风湿、肿瘤、传染病、药物或食物过敏史。

[刻下] 双膝关节疼痛,胃纳可,夜寐佳,二便调。

[查体] 体温 37.1℃,脉搏 72 次/分,呼吸 16/分,血压 128/80 mmHg。神清气平,体型肥胖,营养可,步入诊室。双膝关节内翻,过伸(一),关节活动可,局部皮肤无潮红,无瘢痕,温度正常。双膝关节间隙压痛,双膝股骨内侧髁后方压痛,腘后内侧、股骨外侧髁无压痛,髌骨研磨试验(一),麦氏征(一),浮髌试验(一),抽屉试验(一)。双下肢皮肤感觉正常。上、下肢其余各关节未检及异常。舌紫暗,苔白,脉弦涩。

[诊断]

西医诊断:双膝骨关节炎。

中医诊断:膝痹病,气滞血瘀证。

[辅助检查] MR:左膝少量积液,半月板变性。

[处理]

1. 针刀松解术

(1) 定位,消毒,麻醉。

(2) 手术(结合提插补泻手法之泻法):

① 松解内侧副韧带的前纵束和后斜束;

② 松解腓肠肌内、外侧头的肌腱附着点；

③ 在膝关节间隙的内、外侧定点，以松解关节囊，增加关节间隙的宽度。

2. 伤口 3 天内不要碰水，避风寒、畅情志，注意休息。

3. 随诊。

[按语] 临床需注重宣教，尤其当嘱咐患者控制体重。该患者身形肥胖，日久对双膝关节的负担必将逐渐加重，故鼓励患者适当运动以控制体重，保护双膝关节。此外，还可以多食用富含钙、胶原蛋白的食物。

于秋深主任治疗气滞血瘀型膝骨关节炎，通过运用针刀松解术结合提插补泻之泻法，遵循"活血行气、通络止痛"的治疗原则，体现了于秋深主任"逐瘀为要，气血兼顾"的学术思想。

病案 5

宋某，女，70 岁，就诊时间：2023 年 5 月 17 日。

[主诉] 双膝疼痛 10 年。

[现病史及既往史] 患者于 10 年前无明显诱因下出现双膝疼痛，无外伤，无发热。双膝关节于久行后、劳累后、下蹲时疼痛明显，休息后疼痛可减轻。无关节绞锁，无活动受限。既往曾有膝骨关节炎病史。既往否认骨折外伤史，否认高血压、糖尿病史，否认风湿、肿瘤、传染病、药物或食物过敏史。

[刻下] 双膝关节疼痛，胃纳可，夜寐尚可，小便调，大便偏溏。

[查体] 体温 36.8℃，脉搏 69 次/分，呼吸 16 次/分，血压 130/82 mmHg。神清气平，体型肥胖，营养良好，步入诊室。双膝关节无内或外翻，无过伸，关节活动可，局部皮肤无潮红，温度正常。双膝关节间隙压痛明显，腘后内侧、股骨内或外侧髁无压痛，髌骨研磨试验（－），麦氏征（－），浮髌试验（－），抽屉试验（－）。双下肢皮肤感觉正常。上、下肢其余各关节未检及异常。舌红少苔，脉沉细弱。

[辅助检查] X 线：双膝退变。血常规：正常。血尿酸：正常。风湿四项：正常。

[诊断]

西医诊断：膝骨关节炎。

中医诊断：膝痹病，肝肾亏虚证。

[处理]

1. 针刀松解术

（1）定位，消毒，麻醉。

（2）手术（结合提插补泻手法之补法）：

① 松解内侧副韧带的前纵束和后斜束；

② 同时定膝内、外侧两点，松解前交叉韧带或髌滑膜襞；

③ 在膝关节间隙的内、外侧定点，以松解关节囊，增加关节间隙的宽度。

2. 伤口 3 天内不要碰水，避风寒、畅情志，注意休息。

3. 随诊。

[按语] 随着临床工作的深入，临床医生会对于膝关节骨关节炎有更深入的认识，体会到骨关节炎其实包括了一大组关节病变，其概念仍存在一定的模糊性，要做出对于膝骨关节炎的准确定义存在难度。然而，对于针刀科医生而言，不断深入、全面认识和把握这个疾病的病理生理对于治疗的选择有着至关重要的作用。目前医生的普遍共识是，膝骨关节炎包括了滑膜关节的病变、软骨的变性和丧失、膝关节周围骨质增生。

于秋深主任在治疗肝肾亏虚型膝骨关节炎时，在针刀松解术中运用了提插补泻之补法，补益肝肾、通痹止痛，这体现出于秋深主任秉承的"补益肝肾，养筋健骨"的学术思想。

病案 6

金某，男，80 岁，就诊时间：2023 年 6 月 28 日。

[主诉] 左膝疼痛 3 年。

[现病史及既往史] 患者 3 年前无明显诱因下出现左膝疼痛，无外伤，无发热。左膝关节于久行后、膝关节内翻时疼痛严重，休息后疼痛可减轻。无关节交锁，无活动受限。否认高血压、糖尿病史，否认风湿、肿瘤、传染病、药物或食物过敏史。

[刻下] 左膝关节疼痛，胃纳一般，夜寐欠佳，二便尚调。

[查体] 体温 37.2℃，脉搏 79 次/分，呼吸 18/分，血压 138/76 mmHg。神清气平，体型中等，营养可，步入诊室。左膝关节无内、外翻，过伸（－），关节活动可，局部皮肤无明显潮红，温度正常。左膝内侧关节间隙压痛，左膝胫骨股骨内侧髁明显压痛，腘后内侧、股骨外侧髁无压痛，髌骨研磨试验（－），麦氏征（－），浮髌试验（－），抽屉试验（－）。双下肢皮肤感觉正常。上、下肢其余各关节未检及异常。舌红少苔，脉沉细弱。

[辅助检查] X 线：左膝退变。

[诊断]

西医诊断：膝骨关节炎。

中医诊断：膝痹病，肝肾亏虚证。

[处理]

1. 针刀松解术

（1）定位，消毒，麻醉。

（2）手术（结合提插补泻手法之补法）：

① 松解内侧副韧带的前纵束和后斜束；

② 松解腓肠肌内侧头的肌腱附着点；

③ 在髌骨上缘上 10 mm 股四头肌腱正中和两侧 20 mm 各定 1 点，松解股四头肌腱；

④ 在膝关节间隙的内侧定点，以松解关节囊，增加关节间隙的宽度。

2. 伤口 3 天内不要碰水，避风寒、畅情志，注意休息。

3. 随诊。

[按语] 该患者年高，为典型的内侧膝关节疼痛的案例。膝关节从结构特点上可从三个部分把握，即髌股间关节、股胫内侧关节、股胫外侧关节。临床上股胫内侧关节疼痛，即膝内侧疼痛发病远高于膝外侧的股胫外侧关节。这是由于股胫内侧关节更易于受压且半月板结构相对薄弱。

于秋深主任在治疗肝肾亏虚型膝关节炎时，在针刀松解术中结合了提插补泻之补法，从而起到了良好的补益肝肾、通痹止痛的作用，这体现出于秋深主任秉承的"补益肝肾，养筋健骨"的学术思想。

病案 7

汪某，女，60 岁，就诊时间：2023 年 6 月 7 日。

[主诉] 双膝疼痛 3 年。

[现病史及既往史] 患者 3 年前无明显诱因下出现双膝疼痛，无外伤，无发热。双膝关节于久行后、下蹲时疼痛严重，休息后疼痛可减轻。无关节交锁，无活动受限。否认高血压、糖尿病史，否认风湿、肿瘤、传染病、药物或食物过敏史。

[刻下] 左膝关节疼痛，胃纳一般，夜寐欠佳，二便尚调。

[查体] 体温 36.8℃，脉搏 81 次/分，呼吸 18/分，血压 136/70 mmHg。神清气平，体型中等，营养可，步入诊室。左膝关节无内、外翻，过伸（±），关节活动可，局部皮肤无明显潮红，温度正常。双膝关节间隙压痛，腘后内外侧、股骨内外侧髁无压痛，髌骨研磨试验（—）麦氏征（—），浮髌试验（—），抽屉试验（—）。双下肢皮肤感觉正常。上、下肢其余各关节未检及异常。舌紫暗，苔白，脉弦涩。

[**辅助检查**] X 线：双膝退变。

[**诊断**]

西医诊断：膝骨关节炎。

中医诊断：膝痹病，气滞血瘀证。

[**处理**]

1. 针刀松解术

（1）定位，消毒，麻醉。

（2）手术（结合提插补泻手法之泻法）：

① 松解内侧副韧带的前纵束和后斜束；

② 松解腓肠肌内侧头的肌腱附着点；

③ 在髌骨上缘上 10 mm 股四头肌腱正中和两侧 20 mm 各定 1 点，松解股四头肌腱；

④ 在膝关节间隙的内侧定点，以松解关节囊，增加关节间隙的宽度。

2. 伤口 3 天内不要碰水，避风寒、畅情志，注意休息。

3. 随诊。

[**按语**] 从病理生理方面理解该病，临床医生当认识到膝骨关节炎的发展包括软骨丧失、软骨下骨硬化、滑膜炎症等。早期存在软骨碎裂以及骨赘形成等修复过程，直到病程后期，逐渐发展为软骨丧失、硬化等病变。软骨在这个过程中存在着过度肿胀等变化特点。

于秋深主任治疗气滞血瘀型膝骨关节炎，在相应穴位采用针刀松解术结合提插泻法，遵循"活血行气、通络止痛"的治疗原则，体现了于秋深主任"逐瘀为要，气血兼顾"的学术思想。

病案 8

赵某，女，73 岁，就诊时间：2021 年 12 月 15 日。

[**主诉**] 左膝疼痛 2 年。

[**现病史及既往史**] 患者 2 年前曾因跌倒导致左膝髌骨骨折，曾于外院行手术治疗。术后左膝反复出现疼痛，无红肿，无发热。左膝关节于久行后、下蹲时疼痛明显，休息后疼痛可减轻。无关节交锁，无活动受限。否认高血压、糖尿病史，否认风湿、肿瘤、传染病、药物或食物过敏史。

[**刻下**] 左膝关节疼痛，胃纳可，夜寐佳，二便调。

[查体] 体温 37.0℃,脉搏 70 次/分,呼吸 16/分,血压 132/78 mmHg。神清气平,体型中等,营养可,步入诊室。左膝略肿,左膝关节无内、外翻,过伸(+),关节活动可,髌左缘见手术瘢痕,局部皮肤无明显潮红,温度正常。左膝关节间隙压痛,左膝股骨内侧髁明显压痛,腘后内侧、股骨外侧髁无压痛,髌骨研磨试验(一)麦氏征(一),浮髌试验(一),抽屉试验(一)。双下肢皮肤感觉正常。上、下肢其余各关节未检及异常。舌紫暗,苔白,脉弦涩。

[诊断]

西医诊断:左膝骨关节炎。

中医诊断:膝痹病,气滞血瘀证。

[辅助检查] X 线:左膝退变。CT:L3/4、L5/S1 突出伴狭窄。

[处理]

1. 针刀松解术

(1) 定位,消毒,麻醉。

(2) 手术(结合提插补泻手法之泻法):

① 松解内侧副韧带的前纵束和后斜束;

② 在髌韧带中点定点,松解髌韧带与脂肪垫的黏连;

③ 同时定膝内、外侧两点,松解前交叉韧带或髌滑膜襞;

④ 在膝关节间隙的内、外侧定点,以松解关节囊,增加关节间隙的宽度。

2. 伤口 3 天内不要碰水,避风寒、畅情志,注意休息。

3. 1 周后复诊。

二诊(2021 年 12 月 22 日)

左膝关节疼痛缓解。

[查体] 体温 37.1℃,脉搏 74 次/分,呼吸 16/分,血压 136/80 mmHg。神清气平,体型中等,营养可,步入诊室。左膝无肿,左膝关节无内、外翻,过伸(+),关节活动可,髌左缘见手术瘢痕,局部皮肤无明显潮红,温度正常。左膝关节间隙压痛,左膝股骨内侧髁轻压痛,腘后内侧、股骨外侧髁无压痛,髌骨研磨试验(一)麦氏征(一),浮髌试验(一),抽屉试验(一)。双下肢皮肤感觉正常。上、下肢其余各关节未检及异常。舌紫暗,苔白,脉弦涩。

[处理]

1. 针刀松解术

(1) 定位,消毒,麻醉。

（2）手术（结合提插补泻手法之泻法）：

① 松解内侧副韧带的前纵束和后斜束；

② 松解腓肠肌内、外侧头的肌腱附着点；

③ 同时定膝内、外侧两点，松解前交叉韧带或髌滑膜襞；

④ 在膝关节间隙的内、外侧定点，以松解关节囊，增加关节间隙的宽度。

2. 伤口 3 天内不要碰水，避风寒、调饮食、畅情志，注意休息。

3. 六味地黄丸×2 盒。

4. 1 周后复诊。

三诊（2021 年 12 月 29 日）

诸症皆轻，继予针刀松解术巩固一次。

[**按语**] 于秋深主任治疗气滞血瘀型膝痹病，针对病灶存在的瘀血导致的"不通则痛"，采用提插补泻之泻法驱邪外出，三诊以巩固疗效，外用针刀治疗，内予桃红四物汤等方剂，体现了于秋深主任"逐瘀为要，气血兼顾"的学术思想。

冻结肩

冻结肩又称肩周炎、肩凝症，是临床常见的肩关节囊粘连性炎症。冻结肩的发病原因主要与年龄、肩部活动减少、肩关节周围软组织损伤和退行性变等因素有关。随着年龄的增长，肩关节周围软组织逐渐发生退行性变，肩部的肌肉、韧带和关节囊等组织的弹性降低，容易导致肩关节损伤和粘连。此外，肩部活动减少也可能促进肩周炎的发生，如长期缺乏锻炼、姿势不正、过度使用空调等。

针刀疗法是治疗冻结肩的有效手段之一，其操作安全、简便、疗效确切，且能迅速缓解肩关节疼痛和活动受限等症状。

一、中医辨证分型

(一)风寒湿痹证

肩部疼痛，遇寒加重，得温则舒。舌淡苔白，脉浮紧。

[治法] 祛风散寒，除湿通络。

[推荐方药] 羌活胜湿汤加减。

(二)气滞血瘀证

肩部刺痛，痛有定处，局部肿胀。舌质紫暗或有瘀斑，脉弦涩。

[治法] 活血化瘀，通络止痛。

[推荐方药] 桃红四物汤加减。

(三)肝肾亏虚证

肩部酸痛，劳累后加重，伴腰膝酸软。舌淡苔白，脉沉细无力。

[治法] 补益肝肾，强筋壮骨。

[推荐方药] 左归丸加减。

二、病案

病案 1

任某,女,50 岁,就诊时间:2021 年 12 月 8 日。

[主诉] 右肩疼痛伴活动受限 3 个月。

[现病史及既往史] 患者近 3 个月来无明显诱因下出现反复右侧肩关节疼痛,夜间更甚,甚至不能右侧卧位,遇风寒痛增,得温及活动后痛缓,轻度畏风恶寒。在当地社区医院行推拿、拔罐等中医治疗后稍有缓解。既往否认肝炎、结核等传染病史,否认高血压、心脏病、糖尿病史,无输血史,无外伤史。否认过敏史。

[刻下] 右侧肩关节疼痛,伴活动不利。无头晕头痛,无恶寒发热,平素饮食可,夜寐欠安,二便调。

[查体] 右肩外侧三角肌区域及肱二头肌长头腱区压痛,右肩活动度:前屈80°、后伸 5°、内旋 50°、外旋 30°、内收 30°、外展 60°、外展上举 100°,右肩关节环转试验(＋),右侧 Dugas 征(±),右上肢抗阻力外展减退,右侧肩及上肢肌肉无萎缩及肿胀,肌力及肌张力正常。舌淡苔白,脉弦紧。

[辅助检查] 右肩关节 X 片:未见明显异常。心电图:窦性心律,正常心电图。

[诊断]

西医诊断:右侧肩周炎。

中医诊断:肩凝症,风寒湿痹型。

[处理]

1. 针刀松解术

(1) 定位,消毒,麻醉。

(2) 手术(结合提插补泻手法之补法):

① 松解肩峰下滑液囊的黏连及关节腔的黏连;

② 松解喙肩韧带、肱二头肌短头、喙肱肌和喙突下囊的黏连与挛缩;

③ 松解肩胛下肌腱和腱下囊的挛缩和黏连;

④ 松解肱横韧带即肱二头肌长头腱腱鞘。

2. 伤口 3 天内不要碰水,畅情志,适当运动,注意休息。

3. 定期随诊。

二诊(2021 年 12 月 15 日)

患者右肩疼痛伴活动受限均较前稍好转。无头晕头痛,无恶寒发热,平素饮食可,夜寐欠安,二便调。

[查体] 右肩外侧三角肌区域及肱二头肌长头腱区压痛,右肩活动度:前屈80°、后伸5°、内旋50°、外旋30°、内收30°、外展60°、外展上举100°,右肩关节环转试验(＋),右侧Dugas征(±),右上肢抗阻力外展减退,右侧肩及上肢肌肉无萎缩及肿胀,肌力及肌张力正常。舌淡苔白,脉弦紧。

[诊断]

西医诊断:右侧肩周炎。

中医诊断:肩凝症,风寒湿痹型。

[处理]

1. 针刀松解术

(1) 定位,消毒,麻醉。

(2) 手术(结合提插补泻手法之补法):

① 松解肩峰下滑液囊的黏连及关节腔的黏连;

② 松解喙肩韧带、肱二头肌短头、喙肱肌和喙突下囊的黏连与挛缩;

③ 松解肩胛下肌腱和腱下囊的挛缩和黏连;

④ 松解肱横韧带即肱二头肌长头腱腱鞘。

2. 伤口3天内不要碰水,畅情志,适当运动,注意休息。

3. 桂枝汤合当归四逆汤加减×14帖。

4. 定期随诊。

[按语] 风寒湿痹型肩凝症系肩部关节受风寒湿邪侵袭,导致气血运行不畅、经络阻滞,从而引起肩关节疼痛、肿胀、活动受限等症状。治疗原则为祛风散寒、除湿通络、活血化瘀。在针刀操作中除了根据解剖结构进行精准的定位松解,于秋深主任也很重视内服中药的调理,中药处方可采用桂枝汤合当归四逆汤加减,具体药物组成包括桂枝、白芍、生姜、大枣、当归、细辛、通草、甘草等。用水煎服,每天1剂,分早、晚两次服用,以加速病情好转。

病案2

许某,男,年龄:68岁,就诊时间:2022年3月7日。

[主诉] 右肩关节疼痛伴活动受限1年。

[现病史及既往史] 患者1年来无明显诱因下出现反复右肩关节痛,伴活动受限。夜间疼痛明显时不能右侧卧。在院外针灸、外敷中药治疗后,症状时重时轻,症

情反复。既往否认肝炎、结核等传染病史,既往有高血压病史 20 余年,血压控制良好;有冠状动脉粥样硬化性心脏病病史 15 年;有 2 型糖尿病病史 5 年,血糖控制平稳,否认输血史,否认外伤史。否认过敏史。

[刻下] 患者右肩疼痛,伴活动受限。无头晕头痛,无恶寒发热,平素饮食可,夜寐欠安,二便调。

[查体] 右肩外侧肩峰下区域、肩胛骨外上侧及肱二头肌长头腱区压痛,右肩活动度:前屈 80°、后伸 15°、内旋 60°、外旋 30°、内收 30°、外展 80°、外展上举 100°,右肩关节环转试验(+),右侧 Dugas 征(±),右侧肩及上肢无肌萎缩及肿胀,肌力及肌张力正常,四肢痛温觉正常,其余无特殊。舌淡苔白,脉弦紧。

[辅助检查] 右肩关节 X 片:未见明显异常。

[诊断]

西医诊断:右侧肩周炎。

中医诊断:肩凝症,风寒湿痹型。

[处理]

1. 针刀松解术

(1) 定位,消毒,麻醉。

(2) 手术(结合提插补泻手法之补法):

① 松解肩峰下滑液囊的黏连及关节腔的黏连;

② 松解喙肩韧带、肱二头肌短头、喙肱肌和喙突下囊的黏连与挛缩;

③ 松解肩胛下肌腱和腱下囊的挛缩和黏连;

④ 松解肱横韧带即肱二头肌长头腱腱鞘。

2. 伤口 3 天内不要碰水,畅情志,适当运动,注意休息。

3. 桂枝汤合当归四逆汤加减×14 帖。

4. 定期随诊。

二诊(2022 年 3 月 16 日)

患者右肩关节疼痛减轻,活动受限仍有,无头晕头痛,无恶寒发热,平素饮食可,夜寐欠安,二便调。

[查体] 右肩外侧肩峰下区域、肩胛骨外上侧及肱二头肌长头腱区压痛,右肩活动度:前屈 80°、后伸 15°、内旋 60°、外旋 30°、内收 30°、外展 80°、外展上举 100°,右肩关节环转试验(+),右侧 Dugas 征(±),右侧肩及上肢无肌萎缩及肿胀,肌力及肌张力正常,四肢痛温觉正常,其余无特殊。

［诊断］

西医诊断：右侧肩周炎。

中医诊断：肩凝症，风寒湿痹型。

［处理］

1. 针刀松解术

（1）定位，消毒，麻醉。

（2）手术（结合提插补泻手法之补法）：

① 松解肩峰下滑液囊的黏连及关节腔的黏连；

② 松解喙肩韧带、肱二头肌短头、喙肱肌和喙突下囊的黏连与挛缩；

③ 松解肩胛下肌腱和腱下囊的挛缩和黏连；

④ 松解肱横韧带即肱二头肌长头腱腱鞘。

2. 伤口 3 天内不要碰水，畅情志，适当运动，注意休息。

3. 定期随诊。

［按语］冻结肩的针刀治疗虽然危险性不高，要求针刀医生胆大心细。对于肩背部的针刀操作点，应以针刀接触到肩胛骨或者肋骨的骨面作为标志点，切忌盲目下针，以免刺入胸膜腔造成气胸。对于肩关节骨与连结、肱骨头、肩峰、喙突、关节囊、肩关节韧带、肩峰下和三角肌滑液囊、喙突下囊、肩关节肌及肩袖、腋窝等重点解剖部位当做到熟记于心。

狭窄性腱鞘炎

狭窄性腱鞘炎是一种常见病,通常由于肌腱和腱鞘之间的摩擦和反复的微损伤而引起。在腱鞘内,肌腱被限制在狭窄的通道内,这使得摩擦和损伤更容易发生。在发病初期,腱鞘内可能会形成血肿,随着时间的推移,血肿逐渐机化并形成纤维组织,这可能导致腱鞘狭窄,最终导致肌腱受阻,使得其活动受限,从而引起疼痛和功能障碍。对于狭窄性腱鞘炎的治疗,有多种方法可以选择。其中被广泛采用并且被认为安全、有效的一种方法是使用小针刀进行切割和松解,即将针刀插入腱鞘内并使用其切割功能来松解腱鞘狭窄的部分。

一、中医辨证分型

(一)风寒痹阻证

关节疼痛,遇寒加重,得温则舒,屈伸不利。舌淡苔白,脉浮紧。

[治法] 祛风散寒,舒筋活络。

[推荐方药] 乌头汤加减。

(二)气血瘀滞证

局部肿胀,疼痛固定不移,局部拒按,或见皮下瘀斑。舌质紫暗或有瘀斑,脉弦涩。

[治法] 活血化瘀,通络止痛。

[推荐方药] 活血止痛汤加减。

(三)肝肾亏虚证

病程日久,关节痛势缓和,关节屈伸不利。伴有头晕、耳鸣、腰膝酸软。舌红少苔,脉细弱。

[治法] 补益肝肾,祛寒活络。

[推荐方药] 补肾活血汤加减。

（四）阴虚火旺证

关节疼痛,活动不利。伴有腰膝酸软,心烦易怒。舌红苔黄,脉弦数。

[治法]滋阴降火,柔肝养筋。

[推荐方药]麦门冬汤加减。

二、病案

病案1

余某,女,52岁,就诊时间:2022年12月4日。

[主诉]右腕部肿胀、疼痛半日。

[现病史及既往史]患者因协助子女养育婴孩及长时间做家务,半日前出现右侧腕部桡侧肿胀、疼痛,腕部及拇指屈伸活动时疼痛加重并伴有摩擦声。近一年汗多,时有盗汗,腰膝酸软,心烦易怒,寐差梦多,口角反复生疮,口干喜冷饮,胃纳一般,大便干,小便黄。既往体健,否认肝炎、结核等传染病史,否认高血压、心脏病、糖尿病史,无输血史,无外伤史。否认过敏史。

[刻下]右侧腕部桡侧肿胀、疼痛。无头晕头痛,无恶寒发热,胃纳一般,寐差梦多,大便干,小便黄。

[查体]右侧腕部桡骨茎突处轻度肿胀,压痛明显。桡骨茎突旁可扪及硬性结节,结节压痛明显。拇指外展及背伸时,可有肌腱摩擦感。右侧握拳尺偏试验(＋)。左侧腕部无异常。舌红,苔薄黄而干,脉弦数。

[辅助检查]心电图:窦性心律,正常心电图。

[诊断]

西医诊断:桡骨茎突狭窄性腱鞘炎。

中医诊断:筋伤,阴虚火旺证。

[处理]

1. 针刀松解术

（1）定位,消毒,麻醉。

（2）手术:于肌腱通过的桡骨茎突处最敏感压痛点定点,针对腱鞘纵行疏通及横行剥离。

2. 伤口3天内不要碰水,畅情志,适当运动,注意休息。

3. 定期随诊。

二诊（2022 年 12 月 10 日）

患者右侧腕部桡侧肿胀消退，疼痛减轻，腕部及拇指屈伸活动时无疼痛，活动良好。腰膝酸软，心烦易怒，寐差梦多，口角反复生疮，口干喜冷饮，胃纳一般，大便干，小便黄。既往体健，否认肝炎、结核等传染病史，否认高血压、心脏病、糖尿病史，无输血史，无外伤史。否认过敏史。

［刻下］右侧腕部桡侧无肿胀，疼痛较前改善。无头晕头痛，无恶寒发热，胃纳一般，寐差梦多，大便干，小便黄。

［查体］右侧腕部桡骨茎突处无肿胀，无压痛。拇指外展及背伸活动范围良好。右侧握拳尺偏试验（－）。左侧腕部无异常。舌红，苔薄黄而干，脉弦数。

［辅助检查］心电图：窦性心律，正常心电图。

［诊断］

西医诊断：桡骨茎突狭窄性腱鞘炎。

中医诊断：筋伤，阴虚火旺证。

［处理］

1. 麦门冬汤加减×7 帖。

2. 定期随诊。

［按语］此例患者腰膝酸软、易怒、烦渴、多汗、口舌生疮、小便黄、大便干，当辨证为阴虚火旺、筋脉失养，应滋阴降火、柔肝养筋。第一次治疗之后患者基本痊愈，但从中医角度讲仍有偏颇，故继续投以麦门冬汤加减方，体现了于秋深主任"内外兼顾，标本兼治"的学术思想。

病案 2

辛某，女，57 岁，就诊时间：2022 年 12 月 21 日。

［主诉］右腕部疼痛 1 月。

［现病史及既往史］患者近 1 月来因为搬家后家务繁重，逐渐出现右侧腕部桡侧疼痛，腕部及拇指屈伸活动时疼痛加重并伴有摩擦声，自行予热敷等处理，未见明显好转，未曾就医诊治。疼痛逐渐加重，屈伸不利，遂来我院门诊就诊。既往体健，否认肝炎、结核等传染病史，否认高血压、心脏病、糖尿病史，无输血史，无外伤史。否认过敏史。

［刻下］右侧腕部桡侧疼痛。无头晕头痛，无恶寒发热，胃纳一般，寐可，大便尚调，小便清长。

[查体]右侧腕部桡骨茎突处压痛明显,无红肿。拇指外展及背伸时,可有肌腱摩擦感。右侧握拳尺偏试验(＋)。左侧腕部无异常。舌淡,苔白腻,脉沉滑。

[辅助检查]心电图:窦性心律,正常心电图。

[诊断]

西医诊断:桡骨茎突狭窄性腱鞘炎。

中医诊断:筋伤,风寒湿痹阻证。

[处理]

1. 针刀松解术

(1)定位,消毒,麻醉。

(2)手术:于肌腱通过的桡骨茎突处最敏感压痛点定点,针对腱鞘纵行疏通及横行剥离。

2. 伤口3天内不要碰水,畅情志,适当运动,注意休息。

3. 定期随诊。

二诊(2022年12月28日)

患者右侧腕部桡侧疼痛消失,腕部及拇指屈伸活动时无疼痛,活动良好。既往体健,否认肝炎、结核等传染病史,否认高血压、心脏病、糖尿病史,无输血史,无外伤史。否认过敏史。

[刻下]右侧腕部桡侧疼痛较前改善,无红肿。无头晕头痛,无恶寒发热,纳寐可,大便调,小便清长。

[查体]右侧腕部桡骨茎突处无肿胀,无压痛。拇指外展及背伸活动范围良好。右侧握拳尺偏试验(一)。左侧腕部未及异常。舌淡,苔白腻,脉沉滑。

[辅助检查]心电图:窦性心律,正常心电图。

[诊断]

西医诊断:桡骨茎突狭窄性腱鞘炎。

中医诊断:筋伤,风寒痹阻证。

[处理]

1. 桂枝汤合当归四逆汤加减×14帖。

2. 定期随诊。

[按语]桡骨茎突狭窄性腱鞘炎属中医学"筋伤""痹证"范畴。究其原因,多系腕、指经常活动或短期活动过度,劳伤筋脉,致瘀血阻络,或复感风寒湿之邪气,致使瘀血痹阻,筋脉为之不利而肿胀、疼痛,腕或指关节活动受限等。可因反复操作,迁延失治,而致久治不愈。

跟 痛 症

跟痛症是一种常见的足部疼痛，主要由足底筋膜的损伤或退化引起。其发病原因多种多样，包括长期站立或行走、年龄、不合适的鞋和鞋垫、过度训练、距下关节活动度降低等。足底筋膜炎是跟痛症的最常见原因之一，而高足弓与扁平足是足底筋膜炎的主要诱因。应用针刀进行急性筋膜减压，疗效显著且安全性高。

一、中医辨证分型

（一）肾阴虚证

足跟疼痛，伴有腰膝酸软、头晕耳鸣。舌红少苔、脉细数。

［治法］滋补肾阴，强筋健骨。

［推荐方药］六味地黄丸加减。

（二）气血不足证

足跟疼痛，活动后加重，伴有乏力、心悸、气短。舌质淡，苔白，脉沉细无力。

［治法］补气养血，强壮筋骨。

［推荐方药］八珍汤加减。

（三）气滞血瘀证

足跟刺痛，疼痛部位固定不移，局部压痛明显。舌质紫暗或有瘀斑，脉弦涩。

［治法］活血化瘀，通络止痛。

［推荐方药］桃红四物汤加减。

二、病案

病案1

陈某，男，57岁，就诊时间：2022年10月9日。

[**主诉**] 双足跟部疼痛 3 年,加重 1 月。

[**现病史及既往史**] 患者诉 3 年前无明显诱因下逐渐出现双下肢小腿后侧及双足跟部疼痛,尤其在负重爬楼或跑步、跳跃后加重,疼痛持续发作,活动不利,久行久立后症状加重明显,休息后可稍缓解,疼痛的性质为刺痛。曾在当地施针灸、封闭及中药熏洗等治疗,上述症状有所缓解,但症情仍有反复。近 1 个月以来,患者双下肢小腿后侧及双足跟部疼痛加重,步行受影响,为求进一步诊治,遂来我科就诊。既往体健,否认肝炎、结核等传染病史,否认高血压、心脏病、糖尿病史,无输血史,无外伤史。否认过敏史。

[**刻下**] 双足跟部疼痛,纳寐可,二便调。

[**查体**] 双足跟骨内侧结节、跖腱膜中央部及内侧部压痛(+),足背伸时,足跟疼痛症状加重。舌黯苔薄白,脉涩。

[**辅助检查**] 双足跟正侧位 X 片:双侧跟骨骨刺。心电图:窦性心律,正常心电图。血常规:正常。凝血功能:正常。抗"O"及 RF:无明显异常。

[**诊断**]

西医诊断:跟痛症(双侧)。

中医诊断:痹症,气滞血瘀型。

[**处理**]

1. 针刀松解术

(1) 定位,消毒,麻醉。

(2) 手术:左足跟骨结节前下缘和内缘定点,松解跖腱膜中央部及内侧部。

2. 伤口 3 天内不要碰水,畅情志,适当运动,注意休息。

3. 1 周后行右足跟治疗。

二诊(2022 年 10 月 18 日)

患者左足跟部疼痛症状明显改善,针刀伤口轻微疼痛。右足跟疼痛,纳寐可,二便调。既往体健,否认肝炎、结核等传染病史,否认高血压、心脏病、糖尿病史,无输血史,无外伤史。否认过敏史。

[**刻下**] 右足跟部疼痛,左足跟伤口轻微疼痛,纳寐可,二便调。

[**查体**] 右足跟骨内侧结节、跖腱膜中央部及内侧部压痛(+),足背伸时,足跟疼痛症状加重。舌黯苔薄白,脉涩。

[**诊断**]

西医诊断:跟痛症(双侧)。

中医诊断:痹症,气滞血瘀型。

[处理]

1. 针刀松解术

(1) 定位,消毒,麻醉。

(2) 手术:右足跟骨结节前下缘和内缘定点,松解跖腱膜中央部及内侧部。

2. 伤口 3 天内不要碰水,畅情志,适当运动,注意休息。

半月后随访:患者双足足跟部疼痛症状消失,步行正常。

[按语] 此例为跟痛症典型病案,其治疗方法有保守疗法和手术治疗方法。保守疗法包括口服消炎止痛药、局部理疗、局部封闭等,保守治疗有一定的效果,但是对跖腱膜的松解不彻底,复发率高,而开放性手术虽然可以较彻底地松解粘连,但手术瘢痕又会引起二次粘连,导致疾病复发。该患者已采用了针灸、封闭及中药熏洗等保守治疗,疗效虽有,但较为有限,症情仍反复,未痊愈。针刀治疗跟痛症是以闭合性手术的方式,对挛缩的跖腱膜进行整体松解,以恢复足跟部的力学平衡,是临床上治疗跟痛症最有效的方法。半月后随访显示该患者已恢复正常行走,疼痛消失。

病案 2

孔某,男,50 岁,就诊时间:2022 年 12 月 10 日。

[主诉] 双足跟部疼痛 6 年,加重 1 月

[现病史及既往史] 患者诉 6 年来因喜好长时间健步走、登山等运动,逐渐出现双足跟部疼痛,伴随活动不利。疼痛在负重爬楼或跑步、跳跃后加重,疼痛为持续性,久行久立后症状加重明显,休息后缓解,疼痛的性质为刺痛。未曾于医院就诊。近 1 个月以来,患者因双足跟部疼痛加重,步行受影响,为求进一步诊治,遂来我院就诊。既往体健,否认肝炎、结核等传染病史,否认高血压、心脏病、糖尿病史,无输血史,无外伤史。否认过敏史。

[刻下] 双足跟部疼痛,纳可,寐差,二便调。

[查体] 双足跟骨内侧结节、跖腱膜中央部及内侧部压痛(+),足背伸时,足跟疼痛症状加重。舌黯苔薄白,脉涩。

[辅助检查] 双足跟正侧位 X 片:双侧跟骨骨刺。心电图:窦性心动过缓。血常规:正常。凝血功能:正常。抗"O"及 RF:无明显异常。

[诊断]

西医诊断:跟痛症(双侧)。

中医诊断：痹症，气滞血瘀型。

［处理］

1. 针刀松解术

（1）定位，消毒，麻醉。

（2）手术：左足跟骨结节前下缘和内缘定点，松解跖腱膜中央部及内侧部。

2. 伤口 3 天内不要碰水，畅情志，适当运动，注意休息。

3. 1 周后行右足跟治疗。

二诊（2022 年 12 月 17 日）

患者左足跟部疼痛症状消失，针刀伤口轻微疼痛。右足跟疼痛，纳寐可，二便调。既往体健，否认肝炎、结核等传染病史，否认高血压、心脏病、糖尿病史，无输血史，无外伤史。否认过敏史。

［刻下］右足跟部疼痛，左足跟伤口轻微疼痛，纳可，寐差，二便调。

［查体］右足跟骨内侧结节、跖腱膜中央部及内侧部压痛（＋），足背伸时，足跟疼痛症状加重。舌黯苔薄白，脉涩。

［诊断］

西医诊断：跟痛症（双侧）。

中医诊断：痹症，气滞血瘀型。

［处理］

1. 针刀松解术

（1）定位，消毒，麻醉。

（2）手术：右足跟骨结节前下缘和内缘定点，松解跖腱膜中央部及内侧部。

2. 伤口 3 天内不要碰水，畅情志，适当运动，注意休息。

［按语］在跟痛症的诊疗中，最注重的是压痛这一症状，压痛点常在跟骨内侧结节、跖腱膜中央部及内侧部，负重时因被动牵扯跖腱膜，可加重症状。X 片不是确诊的重要依据，但可用于判断足弓情况及跟骨骨刺存在情况。然而，跟痛症和跟骨骨刺之间尚无确切对应关系，有很多患者没有跟骨骨刺但足跟痛症状很重，也有不少患者长有跟骨骨刺但没有足跟痛症状或者症状很轻。临床需要结合影像学和症状进行详细辨析，只有针对性治疗方能取得更好的疗效，减轻患者痛苦。

于秋深主任治疗气滞血瘀型跟痛症，根据证型的病机特点，通过重点穴位的针刀松解手法，以达到疏通阻滞的气机，以气行带动血运、通经活络之疗效，体现了"逐瘀为要讲，气血兼顾"的学术思想。

临床研究篇

针刀治疗腰椎间盘突出症的临床观察

腰椎间盘突出症是骨科疾病的常见类型,是因腰椎间盘退变、纤维环破裂、髓核组织突出刺激或压迫脊神经引发的以根性坐骨神经痛为主要症状的疾病,好发于中青年,严重影响患者的日常生活及工作[1]。目前临床治疗腰椎间盘突出症的方法较多,大多患者选择推拿、牵引、局部封闭等保守治疗,但远期效果不佳。针刀疗法有效融合了中西医学的长处,且随着微创介入疗法的日趋成熟,其在临床中运用较多[2]。本研究选取 60 例腰椎间盘突出症患者为研究对象,探讨针刀治疗腰椎间盘突出症的临床效果,现报道如下。

1 临床资料

1.1 一般资料

选取 2017 年 12 月至 2019 年 4 月于上海市黄浦区中西医结合医院就诊的腰椎间盘突出症患者 120 例,按随机数字表法将其分为对照组和研究组,每组 60 例。对照组男 24 例,女 36 例;年龄 33～86 岁,平均(62.47±4.03)岁;病程 1～120 个月,平均(16.98±3.01)个月。研究组男 29 例,女 31 例;年龄 35～88 岁,平均(61.65±3.95)岁;病程 1～60 个月,平均(17.22±3.11)个月。两组患者一般资料比较,差异无统计学意义($P>0.05$),具有可比性。

1.2 纳入标准

影像学检查符合《实用骨科学》[3]与《中医病证诊断疗效标准》[4]中腰椎间盘突出症诊断标准。

1.3 排除标准

严重骨质疏松者;马尾神经损伤者;腰椎滑脱者;腰椎结核者;有恶性肿瘤者;骨髓炎者;中途退出者。

2 治疗方法

2.1 研究组

给予针刀治疗。术前常规准备器械、局麻药物及操作床,患者取俯卧位,腹下垫薄枕。通常选择腰背、骶、髂、臀及下肢压痛明显处,用龙胆紫作标记。局部常规消毒,铺无菌洞巾、戴无菌手套,采用2%盐酸利多卡因注射液(山东华鲁制药有限公司,国药准字H37022147)2.5 mL在各压痛定位点进行表皮局麻。麻醉起效后先用破皮器切开皮肤2 mm,根据病情分次选择下列部位进刀:松解L_4~L_5或L_5~S_1棘上韧带和棘间韧带、腰骶韧带;松解横突间肌及L_3横突筋膜;松解黄韧带;松解梨状肌、臀中肌;松解神经根管外口;松解神经根管内口;松解臀上皮神经、坐骨神经、腓总神经;圆形针刀刺激坐骨神经干及环跳、承扶等部位。下肢症状明显者,可远处循经取穴,如委中、合阳、承山、承筋、飞扬等。用邦迪创可贴加压封闭上述针刀治疗部位切口,并嘱患者伤口3天内勿沾水或污物。每周1次,3次为1个疗程,治疗1个疗程。

2.2 对照组

给予单纯封闭治疗。取2%盐酸利多卡因注射液2 mL、曲安奈德注射液(昆明积大制药股份有限公司,国药准字H53021604)15 mg,用5%碳酸氢钠注射液稀释为20 mL配制成注射药液,与研究组所取相同部位仅作注射治疗,每个部位注射1~2 mL。每周1次,3次为1个疗程,治疗1个疗程。

3 疗效观察

3.1 观察指标

采用日本骨科协会(JOA)下腰痛评分系统评价患者的腰椎功能,包括主观症状(9

分)、体征(6 分)和 ADL 受限(14 分),总分为 29 分,分数越高,表明腰椎功能越好[5]。

3.2 疗效评定标准

采用 JOA 改善率评定疗效。改善率=(治疗后评分-治疗前评分)/(29-治疗前评分)×100%。优:改善率≥75%;良:50%≤改善率<75%;尚可:25%≤改善率<50%;劣:改善率<25%[6]。总有效率为优、良、尚可例数之和占总例数的百分比。

3.3 统计学方法

采用 SPSS 18.0 统计软件分析数据。计量资料以均数±标准差($\bar{x}\pm s$)表示,采用 t 检验;计数资料以例或百分率表示,采用 χ^2 检验。$P<0.05$ 表示差异有统计学意义。

3.4 结果

3.4.1 腰椎功能评分比较

治疗前,两组患者 JOA 评分,差异无统计学意义($P>0.05$)。治疗后,两组患者 JOA 评分较治疗前升高($P<0.05$),且研究组高于对照组($P<0.05$)。见表 1。

表 1 两组腰椎间盘突出症患者治疗前后腰椎功能评分比较(分,$\bar{x}\pm s$)

组 别	例数	治 疗 前	治 疗 后
研究组	60	13.69±2.55	26.12±2.75△▲
对照组	60	13.52±2.46	23.97±3.14△

注:与本组治疗前比较,△$P<0.05$;与对照组治疗后比较,▲$P<0.05$。

3.4.2 临床疗效比较

研究组总有效率为 93.33%(56/60),高于对照组的 83.3%(50/60),差异有统计学意义($P<0.05$)。见表 2。

表 2 两组腰椎间盘突出症患者临床疗效比较(例)

组 别	例数	优	良	尚可	劣	总有效率(%)
研究组	60	39	9	8	4	93.33▲
对照组	60	35	10	5	10	83.33

注:与对照组比较,▲$P<0.05$。

4 讨论

腰椎间盘突出症是以腰腿疼痛、活动受限为主要临床表现的脊柱病变,主要由于各种原因导致椎间盘后突,直接压迫或挤压神经根所致。目前临床主要根据其发病机制,以解除神经根的机械性压迫、松懈神经根粘连,缓解患者的临床症状。通常采用药物保守治疗和手术治疗,但是因治疗效果和手术适应证等不能完全满足患者需求。针刀疗法结合了中西医的长处,具有并发症少、创伤小、成本低和安全性高等优点,应用于腰椎间盘突出症患者取得了较好的治疗效果[7]。

针刀治疗腰椎间盘突出症需根据患者的病变部位、神经根的解剖部位及坐骨神经走行分步治疗。针刀在棘突间、棘突旁插切割并疏剥,可以松解棘突间韧带、腰背筋膜、竖脊肌肌膜;沿棘突旁直刺缓慢到达椎板,并沿椎板缓慢上探至下位椎板上缘,轻轻提插可松解黄韧带、侧隐窝;腰椎棘突间旁开约 2 cm 即为关节突关节,针刀在此处提插、切割并疏剥,可松解关节突关节囊,同时可松解绕关节突关节分布的脊神经后内支;在关节突关节点向外探测至骨面外侧落空处即椎间孔外口,轻轻提插 1~2 刀,可松解神经根外口;沿 L2~L3 棘突间旁开 3 cm 左右,缓慢直刺或向内斜刺,探及骨面即腰椎第 3 横突,沿横突尖提插 2~3 刀,可松解腰大肌起点;沿臀部、下肢后部及小腿前外侧压痛点缓慢提插疏剥,可松解局部肌筋膜,降低组织内压,从而减轻对坐骨神经及其分支的压迫,达到减轻疼痛和麻木的效果。总之,针刀松解的作用机制主要是通过闭合性的切割,消除高应力纤维的作用并改变组织间的相对位置,达到组织减压、改善微循环的目的,从而减轻神经根水肿和神经卡压,最终达到消除疼痛的目的。

腰椎间盘突出症属中医"腰痛""腰腿痛""腰痹证"等范畴。腰为肾之府,乃肾之精气所溉之域,足太阳膀胱经循行此,且督脉亦布其间,故无论内伤(肝肾不足)、外感(风、寒、湿邪)或外伤等原因伤及于肾或痹阻肾之经络,均可使经脉气血瘀滞、筋脉失于濡养,以致不通则痛。本病的病因多虚实夹杂,发病之机在于瘀。《灵枢·九针十二原》:"凡用针者,虚则实之,满则泄之,菀陈则除之。"上工守机,治疗本病之机在于瘀,应除之为宜。研究组所用微型针刀,其形制糅合了传统九针中的长针、员利针、鍉针、锋针、大针等针形,其外形长而粗(长 7 cm,头部直径 2 mm,向尾部逐渐增粗至 3 mm),头扁锐,较毫针粗大 5~6 倍,针刀一针的效果相当于针灸针(毫针)数针丛集刺,具有更好的行气活血、除痹止痛的功效。刀法运用方面,针刀松解时,通常是用一把针刀在治疗部位顺次逐个松解治疗,最常用的松解刀法有提插、纵疏、横剥,暗合了《灵枢·官针第七》中报刺、恢刺、齐刺、短刺、傍针刺等刺法精要,这些刺法可治疗"痛无定所""骨痹""筋痹"等。因此,运用针刀松解治疗,可以更好地祛瘀通络,使气血顺通而达除痹止痛之效。此外,针刀疗法所取部位,与人体经络关系密切,绝大多数位于督脉、足太阳膀胱经。利用针刀松解切割变性的组织、粘连硬节,改善局部微循环,加速代谢产物转运,以松致通,通则不痛,进而改善患者的腰椎功能[8]。吴晓平[9]研究发现,针刀疗法治疗腰椎间盘突出症效果显著。本研究结果表明,研究组患者治疗总有效率显著高于对照组($P<0.05$),治疗后两组患者的JOA评分较治疗前明显升高($P<0.05$),且研究组显著高于对照组($P<0.05$)。

综上所述,针刀治疗腰椎间盘突出症可有效改善患者的腰椎功能,疗效确切,值得在临床中应用推广。但由于针刀治疗后肌肉失衡不能自然恢复,腰椎异常的力线结构未得到纠正,容易复发。所以在后续治疗中,一定要加强肌力锻炼和护理工作。

参考文献

[1] 朱洪玉,陈霞,温伯平,等.针刀治疗腰椎间盘突出症的临床研究进展[J].西南国防医药,2015,25(4):455-457.

[2] 郝俊,张晓伟,宇光锋.针刀治疗腰椎间盘突出症84例临床研究[J].河北中医,2014,36(1):80-82.

[3] 胥少汀,葛宝丰,徐印坎.实用骨科学[M].3版.北京:人民军医出版社,2005.

[4] 国家中医药管理局.中医病证诊断疗效标准[M].北京:中国医药科技出版社,2012.

[5] 姜宏,施杞.介绍一种神经根型颈椎病的疗效评定方法[J].中华骨科杂志,2008,18(6):381.

[6] QUN Y, JUN Y, BO W, et al. Single cage plus unilateral pedicle screw placement for treating lumbar degenerative instability in 51 cases[J]. Journal of Clinical Rehabilitative Tissue Engineering Research, 2010, 14(30):5690-5693.

[7] 张素杰,张小娟,李鼎鹏.针刀治疗腰椎间盘突出症伴康复干预研究进展[J].中医研究,2019,32(2):70-73.

[8] 罗智超,郭长青,王全贵,等.针刀治疗血瘀型腰椎间盘突出症的临床疗效观察[J].现代中医临床,2014,21(3):34-37.

[9] 吴晓平.用针刀疗法治疗腰椎间盘突出症的效果观察[J].当代医药论丛,2019,17(10):201-202.

(金国强　朱勇　李劲松　姚卓立　曹锦瑾　王建芳　供稿)

微型针刀松解疗法治疗颈源性头痛的临床研究

颈源性头痛(CEH)的概念是 1983 年由 Sjaastad O 首次提出[1]，是指由颈椎和/或颈部软组织的器质性或功能性病损所引起的以慢性头部疼痛为主要临床表现的一组综合征。本病临床表现复杂，诊治较为困难，治疗效果欠佳。笔者应用微型针刀松解疗法治疗颈源性头痛取得了比较满意的疗效，现报道如下。

1 资料与方法

1.1 一般资料

选取 2015 年 7 月～2018 年 6 月在我院门诊确诊为颈源性头痛的患者 71 例，并随机分为针刀组(34 例)和针灸组(37 例)。其中针刀组男 15 例、女 19 例，年龄 43～85(61.18±10.42)岁，病程 3～36(12.15±7.16)月；针灸组男 17 例、女 20 例，年龄 20～85(59.84±14.62)岁，病程 3～36(14.84±7.99)月。两组患者性别、年龄、病程等一般资料差异无统计学意义($P>0.05$)，具有可比性。

1.2 纳入与排除标准

1.2.1 纳入标准

(1) 符合国际疼痛研究会(IASP)颈源性头痛的诊断标准[2]：① 单侧头痛，不累及对侧；② 颈部受累的症状和体征：由颈部运动和/或单一长久的头部姿势引起的疼痛，可由来自单侧颈上部、后部或枕部的外在压力引起；③ 颈椎活动范围减少；④ X线片示颈椎生理曲度及椎间隙改变、椎体后缘骨质增生；⑤ CT片示颅内无异常。

(2) 自愿参与本试验并签署知情同意书。

1.2.2 排除标准

(1) 局部有结核、感染、溃疡及肿瘤者；

(2) 颈肩部有外伤目前尚未痊愈者；

(3) 合并有心脑血管、肝、肾和造血、凝血系统等严重原发性疾病，有活动性结核、急性感染或伴有全身发热者，精神病患者；

(4) 有恶性肿瘤转移者。

1.3 方法

1.3.1 针刀组

给予针刀松解疗法,操作器械采用陆世昌主任发明的微型针刀(专利号:ZL02266325.8)。患者取俯卧位,在胸下垫上薄枕,将患者额部贴床面,充分暴露项枕区;松解点定位,以龙胆紫标记:天牖穴在颈侧部,当乳突后下方,平下颌角,胸锁乳突肌后缘;风池穴在胸锁乳突肌与斜方肌上端之间的凹陷处(相当于耳垂齐平);天柱穴在后头骨正下方凹陷处,后发际正中旁开 2 cm;颈夹脊穴在颈椎棘突下旁开 0.5 寸;阿是穴为项部各压痛点。常规安尔碘消毒、铺无菌洞巾、戴消毒手套;局麻:使用 2% 利多卡因 2.5 mL 在各压痛定位点进行表皮局麻;进刀手术:先用破皮器切开皮肤 2 mm,天牖穴自乳突下后约 2 cm、平下颌角、胸锁乳突肌的后缘处垂直皮面进针,刀口与躯干纵轴平行,缓慢进入直至 C_2 横突骨面,获得针刺感应并无放电感后,刀刃与躯干纵轴一致,纵向切割 2 刀,并横向松解 2~3 刀;风池穴自枕骨之下、胸锁乳突肌与斜方肌上端之间的凹陷处(相当于耳垂齐平)进针,刀口与躯干纵轴平行,缓慢逐层进入直至枕骨,获得针刺感应后,刀刃与躯干纵轴方向一致,纵行切割 2~3 刀,并横向分离 2~3 刀;天柱穴自后头骨正下方凹陷处、后发际正中旁开 2 cm 进针,刀口与躯干纵轴平行,纵向切割 2 刀,并横向松解 2~3 刀;颈夹脊穴自颈椎棘突下旁开 0.5 寸处进刀,与躯干纵轴方向一致,纵行切割 2~3 刀,并横向分离 2~3 刀;阿是穴同上述穴位操作。术后用邦迪创可贴加压封闭切口 3 天,通常根据病情每周治疗 1 次,3 次为 1 个疗程。

1.3.2 针灸组

采用针刺治疗,穴选风池、天柱、颈夹脊、天牖、阿是穴,进针 1 寸,平补平泻,加电针;每周治疗 3 次,每次留针 20 min,共治疗 3 周。

1.4 观察指标

1.4.1 疼痛程度

分别于治疗前、治疗后 3 个月采用视觉模拟评分法(VAS)评定患者静息、活动时的疼痛程度,其总分为 0~10 分,得分越高表示疼痛越剧烈。

1.4.2 疗效标准

参照 1994 年国家中医药管理局颁布的《中医病证诊断疗效标准》中的相关疗效标准拟定。痊愈:头痛及伴随颈、枕部症状完全消失,恢复正常劳动和工作;显效:头痛症状基本消失,颈、枕部症状较以前有明显减轻,能够基本胜任日常工作和生活;有效:头痛症状得到一定改善,日常工作仍受到一定影响;无效:头痛症状较治疗前无改善或恶化。

1.5 统计方法

计量资料以均值加减标准差($\overline{x}\pm s$)表示,两组间均值比较采用两独立样本 t 检验;自身前后对照均值比较,采用配对 t 检验。计数资料两组构成比和等级资料比较,以频数(f)、构成比(P)和平均秩次($\overline{R}$)表示,采用 *Mann-Whitney U* 检验。两组百分率比较采用 *Fisher* χ^2 检验;均由 SPSS 22.0 统计软件进行数据统计。$\alpha=0.05$。

2 结果

2.1 疼痛程度

治疗前,两组患者静息、活动时 VAS 评分差异均无统计学意义($P>0.05$)。治疗后,两组患者静息、活动时 VAS 评分均较治疗前显著降低($P<0.05$),且针刀组均显著低于针灸组($P<0.05$),见表1。

表 1 两组患者治疗前后静息、活动时疼痛程度比较($\overline{x}\pm s$)

组　别	例数	静　息		活　动	
		治疗前	治疗后	治疗前	治疗后
针刀组	34	2.79±0.41	0.26±0.45[①②]	2.82±0.46	0.21±0.41[①②]
针灸组	37	2.92±0.28	1.65±0.68[①]	2.76±0.43	1.54±0.65[①]

注:与治疗前比较,① $P<0.05$;与针灸组比较,② $P<0.05$。

2.2 临床疗效

针刀组总有效率为 97.05%,显著高于对照组的 81.08%,差异有统计学意义($P<0.05$),见表2。

表 2 两组临床疗效比较($f,\overline{R},P$)

组　别	例数	痊愈	显效	有效	无效	$\overline{R}$	总有效率(%)
针刀组	34	24	6	3	1	0.432 9[①]	97.05[①]
针灸组	37	19	4	7	7	0.561 7	81.08

注:与对照组比较,① $P<0.05$。

3 讨论

颈源性头痛在中医属于"头痛""头风"范畴,患者多因感受风寒之邪或长期劳累导致枕颈部筋脉挛缩、紧张,经脉不通,不通则痛,从而表现为头痛[3]。根据本病症状特点,临床多以单侧头痛及单侧项上部痛为主,这些部位正好属于手足少阳经、足太阳经及督脉循行之处。本疗法所取的主要穴位,风池属足少阳经穴,天牖属手少阳经穴,天柱属足太阳经穴,根据"经脉所过,主治所及",针刺上述穴位可疏通经气,经脉通则气血畅而痛自止。而项部夹脊及阿是穴亦是遵循《灵枢·经筋》中提出的"以痛为输"原则,可产生除痹止痛的功效。对于本病的发病原因,外不离风、寒等邪,内总与肝、肾、气、血的不足相关,而发病之机总不离一个"瘀"字。针刀组所用微型针刀,其外形长而粗(长 7 cm,头部直径 2 mm,向尾部逐渐增粗至 3 mm),头扁锐,其形制糅合了传统九针中的长针、员利针、锃针、锋针、大针等针形,较之毫针具有更好的行气活血、除痹止痛功效。刀法运用上,在针刀松解治疗中,通常是用一把针刀在预选治疗部位顺序逐个治疗,最常用的刀法有提插、纵疏、横剥,该刀法糅合了《灵枢·官针》中报刺、恢刺、短刺、傍针刺等刺法精要。因此,运用微型针刀松解治疗可以更好地舒经通络,以使气血通顺而达除痹止痛之效。

现代医学对颈源性头痛的发病机制主要采用汇聚学说、机械刺激学说、炎性水肿学说等理论来解释[4],并认为颈椎退行性变和肌肉痉挛是颈源性头痛的直接原因[5]。如有些学者认为,颈部肌肉的异常和机械性损伤可以造成肌肉对穿行其间的神经造成卡压而形成颈源性头痛[6]。王小标等从解剖中观察到,在病理状态下,枕神经和动、静脉行走在一个增厚的结缔组织鞘内,并与周围组织粘连[7]。倪家骧则认为,发生骨质增生的椎体相互靠近,其外侧的钩椎关节也相互靠近,失去关节面的正常关系,使椎间孔变形;椎间孔受到侵犯,椎间孔的空隙受侵占,可导致疼痛和神经功能障碍;而长期紧张的肌肉发生损伤、变性,导致组织缺血缺氧、代谢异常,从而诱发无菌性炎症的发生;无菌性炎症又对高位颈神经的分支如枕下神经、枕大神经、枕小神经、耳大神经、第三枕神经等形成刺激并导致头痛的发生[8]。一方面,颈椎退行性变使神经根受到压迫,或炎症侵袭反射性引起颈部肌肉痉挛;另一方面,持续性肌肉慢性痉挛可引起组织缺血,代谢产物聚集于肌肉组织,代谢的终末产物引起肌筋膜炎,并可直接刺激在软组织内穿行的神经干及神经末梢产生疼痛。简而言之,就是"肌肉"和"神经"之间的互为影响导致颈源性头痛的产生。针对本病的病因及发病机制,如何解除肌肉痉挛、消退组织水肿以减轻对神经的卡压是治疗颈源性头痛的关键。而根据软组织外科学理论，炎症的发生主要在肌肉与骨面的附着点或附着面，即肌肉的起止点[9]。反观针刀松解治疗的主要取位：天柱穴，其深部是头下斜肌，并有枕大神经主干绕其肌腹而过；风池穴，其深部为头上斜肌、头后大直肌、头后小直肌止点及枕大神经穿出筋膜处；天牖穴，其深部为第二颈椎横突、颈 2 神经出口。治疗中，针刀松解这些穴位时采用提插、疏剥等刀法，可以解除颈部软组织处的粘连、瘢痕和挛缩，去除力学不平衡因素；针刀直接提插切开肌筋膜能减轻痉挛肌肉及炎症区的内压，阻断其对血管神经的恶性刺激；软组织压力的减轻又可改善微循环，缓解或纠正缺血、缺氧状态，有利于炎症消退和吸收，改善组织新陈代谢，加快组织修复，从而恢复局部组织的动态平衡失调，从根本上消除了本病产生的病因。

经过广泛研究，针刺可用以治疗疼痛已逐渐被认可。由于针刺可以疏通经络，改善局部血液循环，激活神经元的活动，从而释放出 5 - 羟色胺、内源性鸦片样物质、乙酰胆碱等神经递质，起到止痛作用[10]。针灸的镇痛效果是明确的，本研究结果也显示针灸及针刀均有较好疗效，但针刀的疗效显著优于针灸，分析其可能原因为：① 针刀直径约 2～3 mm，十分粗硬，不易弯折，可以执笔式持针刀，刺入组织后便于提插、疏剥，能手随心使、针随手走，从而实现预期的治疗效果；② 正因针刀较针灸粗大，刺扎后得气感强烈，且能直入直出、纵疏横剥，针刀一针相当于针灸的"齐刺""傍针刺""恢刺"等针灸刺法的复合，行气活血、散寒除痹的效果显著强于针灸；③ 针刀与针灸之间的显著区别在于，针刀前端扁锐，有约 2 mm 的刃缘，故而针刀相对于针灸，除了刺的功能外，还有切割的作用。针刀刺入组织后，通过提插、疏剥等刀法，可以小范围切割肌肉起止点的肌腱及肌腹表面的筋膜，通过松解局部粘连的肌肉韧带，解除神经卡压，去除颈部关节高张力，改善局部微环境，促进局部的血流循环[11]，从而达到局部减张、减压的作用，并达到止痛的效果。

总之，微型针刀松解疗法治疗颈源性头痛疗效显著，且操作简单，具有良好的临床价值，值得推广应用。

参考文献

[1] Sjaastad O，Saunte C，Hovdahl H，et al. "Cervicogenic" headache An hypothesis[J]. Cephalalgia，1983，3(4)：249 - 256.

[2] Sjaastad O，Fredriksen TA，Pfaffenrath V. Cervicogenic headache：diagnostic criteria. The Cervicogenic Headache International Study Group[J]. Headache，1998，38(6)：442 - 445.

［3］衡墩前,周卫星.手法治疗颈源性头痛临床研究[J].按摩与康复医学,2018,9
　　(14)：27－29.

［4］黄洪,储辉,李波.颈源性头痛的临床研究进展[J].食品与药品,2012,14(7)：
　　295－299.

［5］Bogduk N. Cervicogenic headache：anatomic basis and pathophysiologic
　　mechanisms[J]. Curr Pain Headache Rep，2001,5(4)：382－386.

［6］左亚忠,钟力炜,刘洪波,等.颈源性头痛病因及治疗进展[J].颈腰痛杂志,
　　2010,31(4)：297－299.

［7］王小标,苗华.枕大神经(卡压)痛的解剖学研究[J].颈腰痛杂志,1993,14(1)：
　　43－44.

［8］倪家骧.颈源性头痛及其治疗[J].中国疼痛医学杂志,2000,6(2)：116－119.

［9］宣蛰人.宣蛰人软组织外科学[M].上海：文汇出版社,2009：296.

［10］韩济生.针刺镇痛：共识与质疑[J].中国疼痛医学杂志,2011,17(1)：9－14.

［11］沈冬恒,郭伟.针灸治疗颈性眩晕的临床研究进展[J].按摩与康复医学,2018,9
　　(23)：20－21.

（金国强　郭飞云　朱越　李劲松　曹锦瑾　姚卓立　王建芳　供稿）

陆氏针刀松解联合注射技术治疗
跟痛症的临床疗效

跟痛症患者在行走或站立时足部出现明显的疼痛感或酸胀感,严重时如有针刺,举步维艰[1]。临床治疗跟痛症以改善患者的负重和行走功能、减轻疼痛为主要目标。当前的治疗手段包括手术、局部药物封闭和西药等,其中封闭治疗和药物治疗能有效缓解患者急性期的炎症反应,但是尚不能减轻病变组织的慢性炎症反应,治标而不治本,远期的效果比较差。陆氏针刀松解术能直达病灶部位,切割、松解和剥离病变部位的粘连组织,使其高张力状态得到解除,降低局部软组织的张力,有效缓解筋膜的痉挛状态,促进生物力学平衡的恢复,从而达到治疗目的[2]。本研究在封闭治疗的基础上,创新性地联用陆氏针刀松解术,分析其治疗跟痛症的效果。

1 资料与方法

1.1 一般资料

选择 2017 年 1 月至 2018 年 12 月我院针刀专科门诊的 150 例跟痛症患者。纳入标准:符合跟痛症的诊断标准[3],同意参与本研究。排除标准:足跟骨有肿瘤、结核者;足跟有溃疡及感染者;患出血性疾病者;跟骨结核和由强直性脊柱炎、类风湿关节炎、骨关节炎、痛风以及肌腱端病所致的跟痛症;严重糖尿病患者。用抽签法随机分为 2 组。针刀+注射组 75 例,男性 24 例,女性 51 例;年龄 34~83 岁,平均(62±4)岁;病程 1~12 个月,平均(5.6±1.1)个月。注射组 75 例,男性 33 例,女性 42 例;年龄 34~83 岁,平均(62±4)岁;病程 1~12 个月,平均(5.6±1.0)个月。2 组的基线资料具有可比性。

1.2 方法

注射组单纯封闭治疗(5 mg 曲安奈德+1 mL 利多卡因+4 mL 碳酸氢钠)。针刀+注射组的针刀手术步骤:① 取仰卧位;② 定位:跟骨结节压痛点前方 1 cm 处;

③常规消毒铺巾;④局部麻醉:2‰利多卡因 0.5 mL 表面局部麻醉;⑤进刀:用针刀破皮 2 mm 后刺入,垂直进刀,针刀刃方向与跖腱膜纤维垂直,紧贴骨面间断切断跖腱膜 3～5 次,达到减张的目的;以针刀体与足平面前倾 30°,针刀刃与跖腱膜、跟前神经血管平行,在骨前缘钝性分离、撬拨 2 次,松解跟前神经;以针刀体与足平面前倾 10°,针刀刃与足纵轴一致刺向脂肪垫,通透松解减压跟脂肪垫 2～3 次;⑥注药:在上述 3 个手术部位分别局部注入松解液注射液共 5 mL;⑦封口:用创可贴封闭切口;⑧背屈踝关节 3 次。

1.3 观察指标

治疗后 1 个月观察跟痛症的疗效[4]:①治愈:压痛、疼痛、肿胀、无法正常负重行走等症状积分降低≥95％,足部的功能活动大致恢复正常;②显效:压痛、疼痛、肿胀、无法正常负重行走等症状积分降低≥70％,且＜95％,足部的功能活动明显改善;③有效:压痛、疼痛、肿胀、无法正常负重行走等症状积分降低≥30％,且＜70％,足部的功能活动疼痛有所改善;④无效:压痛、疼痛、肿胀、无法正常负重行走等症状积分降低＜30％,足部的功能活动无任何改善。

比较 2 组治疗前、治疗后第 7、14、30 天的疼痛视觉模拟评分(VAS),标出一条长 10 cm 的直线,每 1 cm 空格表示 1 分,两端分别表示剧痛以及无痛。

比较 2 组治疗前及治疗后第 7、14、30 天的疼痛、压痛、行走功能、总分。

1.4 统计学分析

采用 SPSS 22.0 软件,2 组间计量资料对比用重复测量方差分析与 t 检验,计数资料用 χ^2 检验,$P＜0.05$ 为差异有统计学意义。

2 结果

2.1 2 组临床疗效比较

针刀+注射组的有效率明显高于注射组($P＜0.05$),见表 1。

2.2 2 组 VAS 评分比较

治疗后第 7、14、30 天,针刀+注射组和注射组的 VAS 评分均明显低于治疗前($P＜0.05$),且针刀+注射组的 VAS 评分明显低于注射组($P＜0.05$),见表 2。

表1　2组临床疗效比较

组　别	例数	治愈		显效		有效		无效		有效率（%）
		例数	%	例数	%	例数	%	例数	%	
注射组	75	34	45	16	21	11	15	14	19	81
针刀＋注射组	75	58	77	6	8	7	9	4	5	95①

① 与注射组相比 $P<0.05$。

表2　2组 VAS 评分比较（$\bar{x}\pm s$）

组　别	例数	治疗前	治疗后		
			7 d	14 d	30 d
注射组	75	7.4±0.8	5.8±0.7②	5.4±0.7②	5.9±0.6②
针刀＋注射组	75	7.4±0.9	5.1±0.6①②	4.5±0.4①②	4.4±0.4①②

① 与同时间注射组相比 $P<0.05$。
② 与本组治疗前相比 $P<0.05$。

2.3　2组治疗前后的疼痛、压痛、行走功能评分比较

2组治疗后的疼痛、压痛、行走功能评分明显降低,且针刀＋注射组的疼痛、压痛、行走功能评分明显低于注射组（$P<0.05$）,见表3。

表3　2组治疗前后的疼痛、压痛、行走功能评分比较（$\bar{x}\pm s$）

组别	例数	疼痛				压痛			
		治疗前	治疗后7 d	治疗后14 d	治疗后30 d	治疗前	治疗后7 d	治疗后14 d	治疗后30 d
注射组	75	3.19±0.74	2.81±0.42②	2.53±0.39②	2.23±0.45②	2.94±0.78	2.57±0.62②	2.31±0.42②	2.07±0.35②
针刀＋注射组	75	3.14±0.85	2.43±0.31①②	1.92±0.35①②	1.27±0.36①②	2.95±0.76	2.17±0.46①②	1.42±0.39①②	1.13±0.24①②

组别	例数	行走功能				总　分			
		治疗前	治疗后7 d	治疗后14 d	治疗后30 d	治疗前	治疗后7 d	治疗后14 d	治疗后30 d
注射组	75	2.93±0.75	2.43±0.57②	2.31±0.53②	2.13±0.49②	8.93±2.45	7.62±1.63②	6.92±1.35②	6.34±1.25②
针刀＋注射组	75	2.94±0.73	2.36±0.54①②	2.43±0.39①②	1.12±0.35①②	8.97±2.33	6.34±1.78①②	4.25±1.36①②	3.87±1.04①②

① 与同时间注射组相比 $P<0.05$。
② 与本组治疗前相比 $P<0.05$。

2.4 不良反应情况

2组患者均完成治疗,均无出血、感染等不良反应。

3 讨论

引起足跟部疼痛的原因多种多样,主要由跟骨滑囊炎、跟腱炎、跟骨增生退变、跟骨内的静脉压升高和脂肪垫变性等疾病引起。尤其好发于老年人或者40~60岁的中年人。跟痛症的病机尚未明确,目前认为与退化和劳损有关。跟骨处于机体的最低位置,需要承载比较大的身体重力,容易注入动脉血,使静脉血难以回流[5]。加上跟骨结节周围的慢性劳损,导致足跟部的滑囊、脂肪垫和腱膜受到损伤,造成充血水肿,长时间会引起挛缩和瘢痕,导致跟骨处骨化和钙化,形成骨刺[6]。临床治疗跟痛症的方法包括封闭、理疗、局部按摩、物理疗法、中药熏洗和跟骨钻孔术等,但疗效并不满意,无法从根本上改变足痛症病变的进展程度,对疼痛的减轻效果一般,病情容易再次复发[7]。探寻一种疗效稳定且简便易行的疗法极为必要。

中医认为,足跟是机体受力负重的主要部位。因为劳累过度、骨弱筋弛、腰脚伤损,加上老年人的肾精亏耗,无法濡养筋骨,而致足跟疼痛[8]。如起居失慎,久居湿地或露卧贪凉,易使风寒湿之邪乘虚而入,导致血脉滞涩,痹阻经络,则引起痹症[9]。陆氏针刀松解疗法主要针对跟痛症的发病原因,采取提插切割、针刺、通透疏剥和纵疏横剥等多种手法,以达到通络止痛、活血化瘀的临床效果。从西医角度而言,该疗法主要是通过针刀切、刺、剥和松等手法,以引流高张力滑囊、松解跖腱膜以及降低跟部脂肪垫压力等,进而发挥消炎止痛的作用[10]。本研究发现,针刀+注射组的有效率明显高于注射组($P<0.05$);表明陆氏针刀松解与封闭治疗配合治疗跟痛症,不但可以治疗局部的无菌性炎症,还能有效解除跟骨骨刺与跖腱膜之间的过大应力,在一定程度上消除跟痛症的致病因素,从而明显提高疗效。针刀+注射组治疗后第7、14、30天的VAS评分明显低于注射组($P<0.05$)。2组治疗后的疼痛、压痛、行走功能评分明显降低,且针刀+注射组的疼痛、压痛、行走功能评分明显低于注射组($P<0.05$)。表明陆氏针刀松解联合注射技术能有效改善跟痛症患者的症状,明显改善患足的功能,降低疼痛程度。陆氏针刀松解术以其特有的理论(慢性软组织损伤动态平衡失调理论以及小针刀闭合性手术理论等)指导其实践操作,不但可以促进气血通畅,疏通经络,而且可以松解局部的软组织,针对跟痛症的致病原因进行对症治疗[11]。陆氏针刀松解联合注射技术不但能充分发挥二者联用的优势,且操作

简单,不需要住院,安全,随治随走,是治疗跟痛症的有效疗法之一。

综上所述,陆氏针刀松解联合注射技术治疗跟痛症的效果比较满意,可以明显降低疼痛程度。

参考文献

[1]周增华,蒋宗滨,张爱民,等.不同次数冲击波治疗对跟痛症的临床疗效研究[J].中国康复医学杂志,2017,32(2):226-228.

[2]蔚翠平,陆世昌,季杰,等.陆氏针刀松解术治疗颈椎病的临床分析及经验总结[J].中外医疗,2018,37(27):79-81.

[3]胥少汀,葛宝丰,徐印坎.实用骨科学[M].3版.北京:人民军医出版社,2005:1075-1076.

[4]黄开斌,胡贤荒.中国针刀学[M].香港:世界医药出版社,2000:407-408.

[5]王帅,刘水涛,杨军,等.发散式体外冲击波不同方案治疗跖筋膜炎型跟痛症的效果对比[J/CD].中国医学前沿杂志(电子版),2016,8(1):29-32.

[6]贺华安,胡盛.CT和X线测量跟骨骨折手术复位质量及与术后跟痛症发生的相关性探讨[J].现代医用影像学,2017,26(3):669-671.

[7]李贺,罗敏,张怀奇,等.脉冲射频联合体外冲击波治疗跟痛症的临床研究[J].现代诊断与治疗,2016,27(24):4649-4651.

[8]吴永磊,孟丽娟,梁爱明,等.针刀联合二草二皮汤薰洗治疗跟痛症[J].中医正骨,2016,28(8):44-46.

[9]张国浩,李泊泊,杨豪.骨科外洗方配合功能锻炼治疗跟痛症40例临床观察[J].中国民族民间医药,2016,25(14):76-77.

[10]史栋梁,史桂荣,张仲博,等.射频针刀治疗跟痛症的临床研究[J].中国疼痛医学杂志,2017,23(1):74-76.

[11]杨黎黎,王庆甫,王欢,等.体外定位小针刀松解术治疗跟痛症的临床研究[J].天津中医药,2016,33(10):600-603.

(金国强　朱勇　李劲松　姚卓立　曹锦瑾　王建芳　供稿)

针刀联合关节腔注射药物治疗膝骨关节炎的 Meta 分析

骨关节炎(osteoarthritis,OA)是一种关节退行性病变,多发于 65 岁以上的老年人,可累及膝、髋、踝、手以及脊柱等关节[1]。其中,膝骨关节炎(knee osteoarthritis,KOA)的发病率在 OA 中最高[2]。中国健康与养老追踪调查数据库(China Health and Retirement Longitudinal Study,CHARLS)研究提示,我国膝关节症状性 OA 的患病率为 8.1%,且女性高于男性[3]。目前针对 OA 的总体治疗原则是根据患者年龄、性别、症状、部位、危险因素等综合考量,选择阶梯化、个体化的治疗方案[1]。2018 年《膝骨关节炎中西医结合诊疗指南》中提到,针刀可以恢复膝关节的生物力学平衡,具有抗炎、止痛、改善关节功能的作用,建议选择性使用针刀疗法[4]。而 2021 年的诊疗指南则推荐临床医师可酌情使用关节腔注射玻璃酸钠治疗 OA,可以起到止痛、改善关节功能及减少镇痛药物用量的作用[5]。近年来,不少临床研究已经验证了针刀联合关节腔注射药物治疗 KOA 的疗效,但鉴于样本量较小,循证价值不高,故笔者拟采用 Meta 分析的方法对于针刀联合关节腔注射药物治疗 KOA 进行系统综述,以期为该种治疗方案提供更加有力的循证依据。

1 资料与方法

1.1 文献检索策略

所有数据库检索年限为数据库建库起至 2022 年 10 月 31 日,采取主题词和自由词结合的方法进行检索。

1.1.1 中文数据库

检索中文数据库中国生物医学文献光盘数据库(CBM)、中国期刊全文数据库(CNKI)、重庆维普数据库(VIP)、万方资源数据库,主题词为"铍针""针刀疗法""关节腔内注射""膝骨关节炎",自由词为"剑针""铍刀""小刀针""小针刀""针刀""小针刀疗法""小针刀松解术""关节内注射"。

1.1.2　英文数据库

检索英文数据库 PubMed、Web of Science、Cochrane Library、Embase，主题词为"Acupotomy Therapy""Injections，Intra-Articular""Viscosupplementation""Osteoarthritis，Knee"，自由词为"Acupotomy""Acupotomies""Intra-Articular Injection(s)""Intraarticular Injection(s)""Intra Articular Injection(s)""Knee Osteoarthritides""Knee Osteoarthritis""Osteoarthritis of (the) Knee"。

1.2　文献纳入与排除标准

1.2.1　纳入标准

① 研究对象(Population)：符合临床诊断标准的膝骨关节炎患者，基线信息(性别、年龄、病程等)不限，但需要具有可比性；② 干预措施(Intervention)与比较(Comparison)：试验组采用以针刀为主(仅限传统针刀治疗，不包括水针刀、激光针刀等)联合关节腔注射药物(包括但不限于玻璃酸钠、臭氧等)的疗法，不包括口服其他药物，对照组采用单独关节腔注射药物疗法；③ 结局指标(Outcome)：结局指标包括总体有效率、疼痛视觉模拟量表(visual analogue scale，VAS)评分、西安大略和麦克马斯特大学(Western Ontario and McMaster Universities，WOMAC)骨关节炎指数、Lysholm 膝关节评分量表等；④ 研究类型(Study design)：试验为随机对照试验(randomized controlled trials，RCT)，不限制是否使用盲法、分配隐藏。

1.2.2　排除标准

① 未标明诊断标准，或无诊断标准者；② 试验分组大于 2 组，或试验组未使用以针刀为主的治疗方法，或对照组使用了针刀疗法者；③ 结局指标不全，或试验设计有明显缺陷干扰结局指标者；④ 文献类型为综述、动物实验、会议记录、个案报道、学术经验总结等非随机对照试验者；⑤ 重复发表的文献；⑥ 无法获取全文的文献。

1.3　文献筛选与数据提取

文献筛选：使用 Endnote20 软件进行文献管理，将检索文献导入软件。由两名研究者分别独立按照纳入、排除标准进行文献筛选。首先剔除重复文献，然后依次阅读文章的标题与摘要，排除显而易见不相关的文献。而后对可能纳入的文献进行全文阅读，交叉核对，最终确定正式纳入的文献。当两名研究者产生分歧时，当与第三名研究者进行协商判断。

数据提取：制定统一的数据提取表格，由两名研究者分别独立进行数据提取，并交叉核对。具体提取内容包括：① 纳入研究的基本信息：作者姓名、发表年份等；② 研究对象的基本信息：样本量、年龄、性别等；③ 随机分组方式、干预措施的具体细节及疗程；④ 偏移风险评价的关键要素；⑤ 结局指标的主要参数。若出现分歧，当与第三名研究者讨论后决定。当出现数据缺失时，可尝试通过电子邮件联系作者补全，若最终数据不全，则剔除该研究。

1.4 纳入文献质量评价

采用Cochrane提供的研究质量和偏移风险评估工具对纳入文献进行质量评价。由两名研究者分别对纳入的文献进行评估，包括随机序列的产生、分配隐藏、对研究者和受试者施盲、研究结局的盲法评价、结局数据的完整性、选择性报告研究结果及其他风险偏倚来源等条目，分别对各个条目作出"高风险""低风险""不清楚"的评价。如出现分歧，当与第三名研究者讨论后决定最终评价。

1.5 统计学分析

本研究使用Cochrane提供的Review Manager 5.4软件对纳入的研究进行分析。效应模型：根据研究的异质性检验结果选择固定或随机效应模型，如$P > 0.1$且$I^2 < 50\%$则认为异质性可以接受，采用固定效应模型；如$P \leqslant 0.1$且$I^2 \geqslant 50\%$则认为异质性不在可接受范围内，采用随机效应模型并分析异质性产生的原因。效应尺度指标：根据资料类型选择，如资料为二分类数据，采用相对危险度（relative ratio，RR）；如资料为连续型数据，则采用均数差（mean difference，MD）。两者均计算95%可信区间（confidence interval，CI）。如果纳入的研究数量大于10，则绘制漏斗图观察是否存在发表偏倚。

2 结果

2.1 文献检索与筛选

从选定的中英文数据库中共检索出文献367篇，其中中文文献336篇，英文文献31篇。排除重复文献127篇。初筛通过阅读题名和摘要排除了183篇文献，二筛通过精读全文排除了46篇文献，最终纳入研究11篇文献。文献筛选流程及结果见图1。

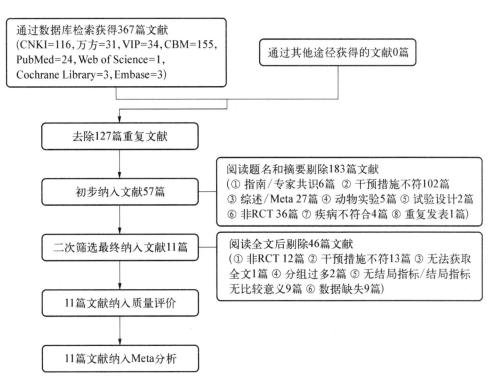

图1　文献筛选流程图

2.2　纳入研究的基本特征

纳入的 11 篇文献均为中文文献，总体样本量为 1 601 例，其中试验组 800 例，对照组 801 例。所有的 11 篇文献均进行组间基线资料的比较，且所有研究的基线均具有可比性。由于纳入研究的疗程、随访时间、随访次数不同，故进行结局指标数据提取时，统一选择疗程结束时的数据进行分析。纳入文献中共出现十余种结局指标，部分因出现次数较少（<2 次），在数据提取时已经进行了剔除。纳入文献的基本特征见表 1。

表1　纳入文献特征表

纳入文献第一作者	发表年份（年）	样本量（例） 试验组	样本量（例） 对照组	年龄（岁） 试验组	年龄（岁） 对照组	干预措施 试验组	干预措施 对照组	疗程	结局指标※
石捷[6]	2006	38	39	56.5±8.1	58.4±8.1	针刀＋玻璃酸钠	玻璃酸钠	5 周	①b④
韩艳[7]	2016	40	40	56.77±10.50	57.24±9.75	针刀＋玻璃酸钠	玻璃酸钠	5 周	①a

| 纳入文献第一作者 | 发表年份(年) | 样本量(例) | | 年龄(岁) | | 干　预　措　施 | | 疗程 | 结局指标※ |
		试验组	对照组	试验组	对照组	试验组	对照组		
刘晓强[8]	2015	30	30	61±8	60±7	针刀+玻璃酸钠	玻璃酸钠	2周	①b②④
陈莹[9]	2015	58	58	56.1±4.8	55.0±4.6	针刀+玻璃酸钠	玻璃酸钠	4周	①a②④
冯彦辉[10]	2020	42	42	58.75±3.50	58.93±3.42	针刀+玻璃酸钠	玻璃酸钠	5周	①a②③
谢妮娜[11]	2021	40	40	61.47±8.67	61.52±10.35	针刀+玻璃酸钠+臭氧	玻璃酸钠+臭氧	3周	①a②
邓磊[12]	2020	42	42	64.8±11.0	64.5±9.0	针刀+臭氧	臭氧	2周	①b
吴顺林[13]	2016	400	400	51.8±5.73	54.8±5.23	针刀+玻璃酸钠+曲安奈德+利多卡因	玻璃酸钠+曲安奈德+利多卡因	3月	①a
陈述芳[14]	2017	50	50	约66*	约67*	针刀+玻璃酸钠+臭氧	玻璃酸钠+臭氧	5周	①a③
郭志明[15]	2017	30	30	55.64±4.7	56.34±5.6	针刀+玻璃酸钠	玻璃酸钠	5周	①a②④
余志勇[16]	2010	30	30	51.33±1.21	51.11±1.65	针刀+玻璃酸钠	玻璃酸钠	5周	①b

注：结局指标：① a有效率① b优良率② VAS评分③ WOMAC指数④ Lysholm评分

　　※已剔除出现次数小于2次或无法进行比较的结局指标

　　* 文中未计算具体数据,仅根据提供的范围进行推算。

2.3　文献质量评价

在纳入的11篇文献中,均明确说明进行了随机分组[6-16],其中5篇仅提及"随机"[6,12-15],6篇明确说明使用"随机数字表"进行分组[7-11,16]。所有11篇文献均未提及分配隐藏方案,也均未提及是否对研究对象、试验人员及结局评价者施盲。所有研究的结局数据均完整。11篇文献均无法判定存在选择性报告研究结果和其他偏移的可能。纳入文献的质量评价表见图2。

2.4　Meta分析

2.4.1　有效率(优良率)

共有11篇文献的结局指标包含有效率(优良率)。各个文献对于疗效等级命名有

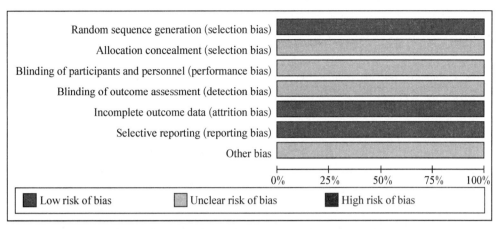

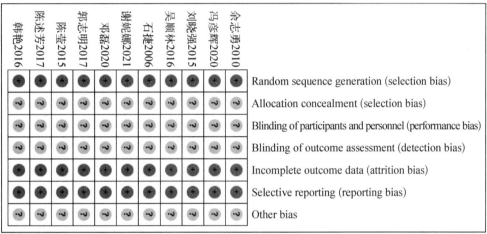

图2 纳入文献质量评价表

所区别,"有效率"通常包含"痊愈""显效""有效""无效"中的 3～4 个等级,"优良率"通常包含"优""良""中""差"4 个等级。精读纳入文献的疗效判定标准部分,发现"有效率"和"优良率"判定标准基本一致,可合并进行统计分析,故规定:有效(优良)人数=痊愈人数+显效人数+有效人数/优等人数+良等人数。经过异质性检验:$\chi^2 = 23.06$,$P=0.01$,$I^2=57\%$,考虑纳入的各个研究之间可能存在异质性,故选用随机效应模型。分析其异质性来源,逐一剔除各项研究发现,在剔除石捷[6]的研究后,I^2 明显降低($I^2=14\%$)。比较纳入文献的疗效评价标准发现,该研究使用 Lysholm 评分进行疗效评价,可能存在较高的主观性,导致异质性较大。Meta 分析结果显示,治疗组的有效率(优良率)高于对照组[$RR=1.25$,$95\%CI(1.15,1.35)$,$P<0.000\ 1$]。

　　纳入研究中包含多种干预措施,主要区别为关节腔注射药物不同,包含玻璃酸钠、臭氧、利多卡因、曲安奈德及它们的组合疗法,故按照干预措施的不同进行进一步的亚组分析。Meta 分析结果显示,在玻璃酸钠亚组[$RR=1.27$,$95\%CI(1.11,$

1.46),$P=0.000\ 6$]和其他药物亚组[$RR=1.24,95\%CI(1.13,1.37),P<0.000\ 1$]中,治疗组的有效率(优良率)均高于对照组。见图3。

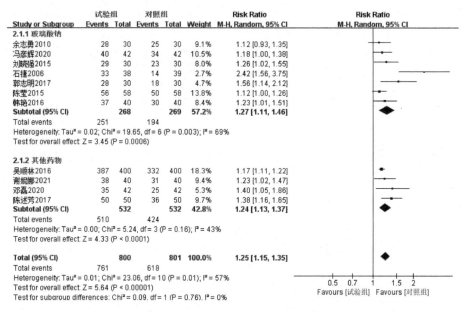

图3 有效率(优良率)亚组的 Meta 分析森林图-关节腔注射药物

纳入研究还使用了多种疗效评价标准,包括《中医病证诊断疗效标准》《中药新药治疗骨性关节炎的临床研究指导原则》《中药新药临床研究指导原则》、WOMAC 指数、Lysholm 评分、LEQUESNE 评分等,故按照疗效评价标准的不同进行进一步的亚组分析。Meta 分析结果显示,在《中医病证诊断疗效标准》亚组[$RR=1.20,95\%CI(1.08,1.34),P=0.000\ 9$]及其他标准亚组[$RR=1.23,95\%CI(1.10,1.36),P=0.000\ 1$]中,治疗组的有效率(优良率)均高于对照组;而在 WOMAC 亚组[$RR=1.23,95\%CI(0.96,1.56),P=0.10$]、Lysholm 亚组[$RR=1.71,95\%CI(0.79,3.72),P=0.17$]中,治疗组和对照组的有效率(优良率)差异无统计学意义。见图4。

2.4.2 疼痛 VAS 评分

共有5篇文献的结局指标包含治疗后的疼痛 VAS 评分。经过异质性检验:$\chi^2=11.68,P=0.02,I^2=66\%$,考虑纳入的各个研究之间可能存在异质性,故选用随机效应模型。分析其异质性来源,逐一剔除各项研究发现,在剔除谢妮娜[11]的研究后,I^2明显降低($I^2=6\%$)。对比纳入研究的干预措施后发现,该项研究使用药物为玻璃酸钠联合臭氧,其他研究仅使用玻璃酸钠,考虑可能原因为臭氧的关节腔注射具有较好的止痛作用[17]。Meta 分析结果显示,治疗组治疗后的疼痛 VAS 评分低于对照组[$MD=-1.21,95\%CI(-1.37,-1.06),P<0.000\ 01$]。见图5。

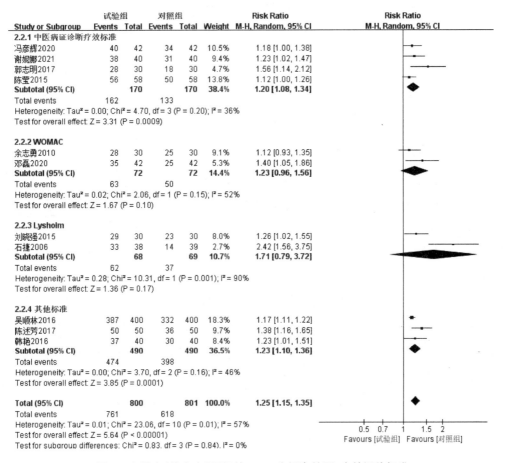

图 4　有效率(优良率)亚组的 Meta 分析森林图-疗效评价标准

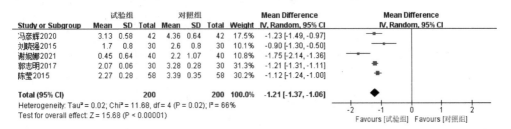

图 5　疼痛 VAS 评分的 Meta 分析森林图

2.4.3　WOMAC 指数

共有 2 篇文献的结局指标包含治疗后的 WOMAC 指数。经过异质性检验：$\chi^2=1.02,P=0.31,I^2=2\%$，纳入的各个研究之间不存在异质性，故选用固定效应模型。Meta 分析结果显示，治疗组治疗后的 WOMAC 指数低于对照组[$MD=-6.94,95\%CI(-8.31,-5.56),P<0.000\ 01$]。见图 6。

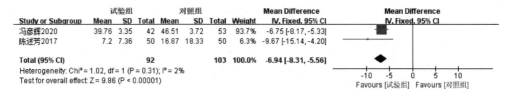

图 6　WOMAC 指数的 Meta 分析森林图

2.4.4　Lysholm 评分

共有 4 篇文献的结局指标包含治疗后的 Lysholm 评分。经过异质性检验：$\chi^2=51.97$，$P<0.000\ 01$，$I^2=94\%$，考虑纳入的各个研究之间可能存在较大异质性，故选用随机效应模型。分析其异质性来源，考虑 Lysholm 评分为主观性评分，受个体因素影响较大。Meta 分析结果显示，治疗组治疗后的 Lysholm 评分与对照组的差异无统计学意义 $[MD=3.70,95\%CI(-2.93,10.33),P=0.27]$。见图 7。

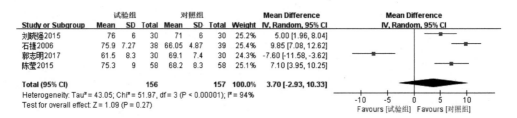

图 7　Lysholm 评分的 Meta 分析森林图

2.4.5　发表偏倚分析

纳入文献数量大于 10 篇，故选择绘制漏斗图来检验是否存在发表偏移。以有效（优良）率为指标绘制漏斗图，共纳入 11 篇文献。漏斗图显示大部分散点大致对称地分布在漏斗中上部分，但仍有 3 篇文献非对称地散在分布于漏斗中下部，说明可能存在发表偏移，见图 8。

2.4.6　敏感性分析

对以上各项结局指标分别进行固定效应模型和随机效应模型的转换，发现 Lysholm 评分项目在固定效应模型 $[MD=5.12,95\%CI(3.54,6.69),P<0.000\ 01]$ 与随机效应模型 $[MD=3.70,95\%CI(-2.93,10.33),P=0.27]$ 的 Meta 分析结果不同。这可能说明 Lysholm 评分作为结局指标缺乏稳健性。

2.5　讨论

KOA 在临床上常表现为膝关节的肿痛、僵硬及活动障碍。目前，在最新的《中医临床诊疗术语 第 1 部分：疾病（修订版）》中将 KOA 归属于中医"膝痹"的范畴。该病

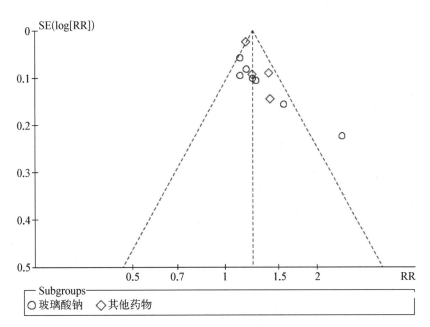

图8 基于有效率(优良率)的发表偏移漏斗图

早在《黄帝内经》中已有记载,《素问·骨空论》云:"塞膝伸不屈,治其楗",《类经》中解释道:"塞膝,膝痛而举动艰难也。伸不屈,能伸不能屈也。"可见"塞膝"与KOA的临床表现基本吻合。中医学认为,KOA主要病因病机为肝肾不足,风寒湿邪外侵,故证属本虚标实,本萎标痹[4]。当治以滋补肝肾、疏风散寒除湿、通络止痛等法。

针刀疗法是通过剥离粘连、松解挛缩、疏通堵塞、刮除瘢痕等方法来调节力平衡、调节动态平衡、促进补充和释放能量、促进体液循环和微循环,从而治疗慢性软组织损伤[18]。目前大量的临床研究表明,针刀治疗KOA疗效确切且安全性较好[19]。

关节腔注射药物疗法是KOA诊疗指南中推荐使用的可有效缓解疼痛、改善关节功能的治疗方法,常用的药物有糖皮质激素、玻璃酸钠、医用几丁糖、生长因子和富血小板血浆等[1]。其中,糖皮质激素虽然起效迅速,但反复多次使用会增加软骨量丢失的风险,临床应谨慎应用。玻璃酸钠临床应用广泛,可以缓解轻中度KOA患者的疼痛,安全性较高[5]。医用几丁糖已被专家推荐用于原发性关节炎的治疗,可减轻关节疼痛,改善功能,延缓疾病进展[20]。生长因子和富血小板血浆可减轻局部炎症反应,促进组织修复再生,但其作用机制仍需进一步探究[21]。

本研究共纳入11篇文献进行分析,其中包含的结局指标有十余种,为了更好地对其进行合并分析,得出相对合理的结论,删除了出现次数较少的结局指标,仅保留了有效率(优良率)、VAS评分、WOMAC指数和Lysholm评分四项。结果显示,试验组的有效率(优良率)高于对照组,且与注射药物种类不相关。试验组较对照组在降低 VAS 评分、WOMAC 指数方面均有优势。Lysholm 评分在不同效应模型中的分析结果不同,且在有效率(优良率)的 Meta 分析中可能提供了主要的异质性来源,考虑到主观评价因素,其作为结局指标可能缺乏稳健性,在后续的试验设计中应进行综合考量。

本研究有以下不足之处:① 纳入研究的关节腔注射药物种类较少:玻璃酸钠是临床广泛应用的关节腔注射药物,其他药物的相关研究较少,故本文结论可能无法很好地推广至其他药物;② 仅关注治疗后的短期疗效,未能对远期疗效进行评估:在精读文献时发现,部分研究对于结局指标进行了多次重复测量以评估远期疗效,但大多数研究缺乏相关数据,故无法进行合并分析;③ 纳入文献质量不高:多数研究为单中心、小样本研究,试验设计存在诸多问题,所有研究均未实施分配隐藏和盲法,考虑到干预措施为有创操作,也不适宜对研究者与受试者进行盲法的实施。

综上,针刀结合关节腔注射药物较单纯关节腔注射药物治疗 KOA 更加有效,可以更好地减轻疼痛并改善关节功能。但鉴于纳入文献的质量仍需提高,后续应继续开展设计科学、严谨、规范的大型随机对照试验来对本文结论进行验证。

参考文献

[1] 中华医学会骨科学分会关节外科学组. 骨关节炎诊疗指南(2018 年版)[J]. 中华骨科杂志,2018,38(12):705 - 715.

[2] Bijlsma J W, Berenbaum F, Lafeber F P. Osteoarthritis:an update with relevance for clinical practice[J]. Lancet,2011,377(9783):2115 - 2126.

[3] Tang X, Wang S, Zhan S, et al. The Prevalence of Symptomatic Knee Osteoarthritis in China:Results From the China Health and Retirement Longitudinal Study[J]. Arthritis Rheumatol,2016,68(3):648 - 653.

[4] 中国中西医结合学会骨伤科专业委员会. 膝骨关节炎中西医结合诊疗指南[J]. 中华医学杂志,2018,98(45):6.

[5] 中华医学会骨科学分会关节外科学组,中国医师协会骨科医师分会骨关节炎学组,湘雅医院国家老年疾病临床医学研究中心,等. 中国骨关节炎诊疗指南(2021 年版)[J]. 中华骨科杂志,2021,41(18):24.

[6] 石捷,秦世昌,陈柱杰,等. 针刀配合玻璃酸钠治疗膝关节骨性关节炎的临床研究[J]. 广西医学,2006(5):656 - 658.

[7] 韩艳,周文芳,吴云刚,等. 针刀疗法联合玻璃酸钠治疗 40 例膝骨关节炎的临

床研究[J]. 中华全科医学,2016,14(2):215-216.

[8] 刘晓强,娄强. 序贯式综合治疗早中期膝骨关节炎的临床研究[J]. 山西医药杂志,2015,44(13):1468-1470.

[9] 陈莹,谢碧玉. 小针刀联合玻璃酸钠治疗膝关节骨性关节炎的近远期疗效观察[J]. 现代医院,2015,15(7):74-75.

[10] 冯彦辉,郝丹,俎志勇. 小针刀联合玻璃酸钠关节腔内注射治疗膝关节骨性关节炎[J]. 河南医学研究,2020,29(8):1389-1391.

[11] 谢妮娜,罗书跃. 小针刀合关节腔注射治疗早中期膝骨关节炎40例临床观察[J]. 湖南中医杂志,2021,37(1):73-75.

[12] 邓磊,胡伟民,蔡雪平,等. 观察针刀联合关节腔内臭氧注射治疗膝骨性关节炎临床疗效及对炎性因子水平的影响[J]. 湖北中医药大学学报,2020,22(3):86-89.

[13] 吴顺林,熊巍,邓志亨,等. 观察玻璃酸钠关节腔注射配合小针刀松解治疗膝骨关节炎的临床疗效[J]. 医学信息(西安),2016,18(29):404-405.

[14] 陈述芳,王开强,张华梅. 关节腔注射联合小针刀治疗膝骨关节炎的临床研究[J]. 中医药导报,2017,23(23):87-90.

[15] 郭志明. 玻璃酸钠联合针刀治疗膝关节骨性关节炎疗效观察[J]. 实用中医药杂志,2017,33(3):273-274.

[16] 余志勇,梁朝,洪军,等. 玻璃酸钠结合针刀疗法对早期膝骨性关节炎软组织张力的影响[J]. 北京中医药大学学报(中医临床版),2010,17(6):29-32.

[17] 史丽璞,王旭,郇稳. 医用臭氧对膝骨关节炎患者疼痛程度、关节功能及血清NO、SOD、MDA的影响[J]. 风湿病与关节炎,2021,10(2):11-14.

[18] 朱汉章. 针刀医学体系概论[J]. 中国工程科学,2006(7):1-15.

[19] 张帆,周胜利,周奕璇. 膝骨关节炎中医外治研究进展[J]. 陕西中医,2022,43(6):814-817.

[20] 中国医师协会关节外科工作委员会. 医用几丁糖在关节腔注射应用的专家共识(2018版)[J]. 中华关节外科杂志(电子版),2018,12(2):290-292.

[21] Sheth U, Simunovic N, Klein G, et al. Efficacy of autologous platelet-rich plasma use for orthopaedic indications: a meta-analysis[J]. J Bone Joint Surg Am,2012,94(4):298-307.

(王运超 于秋深 金国强 李劲松 李家平 朱勇 姚卓立 供稿)

跟师心得篇

跟师心得 1

于老师始终孜孜不倦地研究针刀手术方法。针刀传统的术法,可归纳为针刀八法,即纵行疏通剥离法、横行剥离法、切开剥离法、铲磨削平法、瘢痕刮除法、骨痂凿开法、通透剥离法、切割肌纤维法。于老师在此基础之上,总结出新的术法有:① 纵行切割法,针对狭窄性腱鞘炎、条索状瘢痕、筋膜硬结等;② 横行摆动法,与横行剥离法很接近,不同的是摆动的支点不在针体与皮肤交界处,此法一可增加刺激量,二可使病变处的松解更进一步,三可避免副损伤;③ 提插法,在穴位上治疗,可像针刺操作一样,刀口线与肌肉纤维一致,由浅层组织刺入深层组织,再提起针刀至浅层,然后重新将针刀深入;④ 散刺法,于老师认为对筋膜、骨膜用纵行疏通、横行剥离法治疗都不理想,如手法太重又有可能使骨膜脱落,所以这种情况下,针刀操作宜采用同一平面散状点刺法,改善局部紧张状态,增加血液循环;⑤ 旋针法,对疼痛及压痛较局限,部位较浅在,解剖关系较简单处可使用此法;⑥ 分层剥离法,肌肉丰满处损伤部位或发生病理变化的组织可能是一层一层地叠加在一起的,于老师认为此时应使用分层剥离法,诸如此类。

于老师不仅传授实际操作的临床经验,也着重强调基础知识的掌握,通过数次指导课,带着我再一次巩固了关于腰椎间盘突出症的专业知识。通过这些扎实的课程学习,我收获了很多,学习了腰椎间盘突出症的分类,主要有腰椎间盘膨出型、腰椎间盘突出型、腰椎间盘脱出型等;学习了腰椎间盘突出的症状,有腰背部疼痛、下肢放射性疼痛、麻木及感觉异常、肌肉瘫痪、间歇性跛行、脊柱姿势改变等。同时我也体会到,腰椎间盘突出症是常发病,出现的症状给病人带来痛苦并导致生活极其不便。临床中我们要熟记这些知识,不断巩固,理解记忆,熟悉治疗手段,尽最大努力缓解病人的痛苦。

（姚卓立　供稿）

跟师心得篇

跟师心得 2

在喧嚣的都市中，我踏上了一段难忘的跟师之旅。通过这段时间跟随于老师系统学习，我逐渐领略到了中医的魅力，并从中获得了许多宝贵的经验。

初入中医针刀领域，我如同一名迷失在茫茫大海中的航者，既惊叹于中医博大精深的体系，又感到无从下手。幸运的是，在于老师的悉心指导下，我逐渐领悟到中医治病的规律和技巧。通过不断的学习和实践，我认识到针刀医学不仅是一门独特的治疗方法，更是一种生活态度的体现。

在与于老师的朝夕相处中，我深刻体会到了她的专业素养和医德。于老师不仅具备扎实的理论基础，还有丰富的临床经验。她对待每一位患者都充满爱心和耐心，用实际行动践行着"大医精诚"的精神。在一次治疗过程中，我看到于老师为一位年迈的患者进行针刀手术时，她全神贯注、一丝不苟。在手术完成后，她还耐心地向患者解释术后注意事项，让患者倍感温暖。这让我深刻体会到，作为一名医生，不仅要有高超的医术，更要有高尚的医德。

此外，于老师在诊疗过程中表现出的个体化治疗策略也让我深感敬佩。她注重患者的个体差异，针对不同患者的病情制定个性化的治疗方案。例如，针对某些特殊疾病，她将针刀手术与中药治疗相结合，取得了显著的治疗效果。这让我明白了，在医学领域中，只有充分考虑患者的个体差异和特点，才能制定出更加精准的治疗方案。

在此次跟师学习中，我还领略到了针刀医学的独特之处。针刀医学将中国传统医学与现代医学相结合，形成了一种既重视整体观念、又注重局部治疗的综合治疗方法。这种方法在很多顽固性疾病的治疗中展现出显著的优势，如颈椎病、腰椎间盘突出症等。通过针刀手术，可以松解粘连、缓解肌肉紧张的症状，从而达到立竿见影的效果。

总结这次跟师之旅，我深感于老师在医术和医德方面的精湛造诣。她的严谨治学、敬业爱患的精神品质给我留下了深刻的印象。在未来的从医之路上，我将以于老师为榜样，不断提升自己的专业素养和道德修养水平，为患者提供优质的医疗服务。同时，我也将致力于传承和发展针刀医学，让更多患者受益于这种高效、安全的治疗方法。

(王建芳　供稿)

跟师心得 3

说到于老师的针刀经验，她结合其他针刀学派学术思想和自身临床经验的针刀理论是不得不提的。她认为针刀疗法是以解剖学为基础，以经络理论为依托，以针刀手术为方法进而取得理想疗效的治疗方法，三者缺一不可。

首先要说说于老师的中西医结合针刀疗法。近些年，她对中西医结合治疗的探索始终没有停止过，究竟怎样才能把两种不同的医学理论体系有机地结合起来，从而达到更好的疗效呢？于老师的针刀疗法在这一点上颇有建树。于老师每次手术时都不断针对各种施术部位讲解骨性标志，由于针刀手术是在不借助任何探视工具的盲视条件下进行的，所以只有熟练掌握人体解剖知识、准确确定施术部位才能达到理想的效果，确保医疗安全。同时于老师还强调施术时相应的经络穴位，即用中医经络理论指导针刀治疗，经络与解剖位置有机对应，使治疗可以有的放矢，达到更好的疗效。

比如于老师用针刀疗法治疗肩周炎，治疗点选在肩峰下方，除了采用明显的压痛点为进针部位外，还有结节间沟、肩胛骨喙突、冈上肌、冈下肌软组织病变处，同时结合肩隅、肩井等穴位治疗也很重要。还有她治疗腰椎间盘突出症的患者，需要松解部位的选择，除了 L4/L5、L5/S1 棘上韧带和棘间韧带、腰骶韧带，以及 L3 横突筋膜、臀中肌、梨状肌、坐骨神经外，环跳穴和承扶穴的选择也很重要。于老师特别强调基础知识的熟记于心，跟随她的专堂指导课，我主要学习腰椎解剖结构及影像表现的知识。通过直观的图片展示以及讲解，我更好地掌握了相关的知识，主要学习了腰椎、腰椎间盘、韧带、腰部肌肉的结构及椎间盘与神经根的关系等解剖知识，并结合图片、影像，更深入认识了正常解剖结构和腰椎间盘突出症的表现。

在于老师的指导课中我体会到，腰椎间盘生理病理知识在临床中非常重要，必须不断复习巩固，要结合实际理解记忆，切忌死记硬背，在理解的基础上进行记忆，以记忆加深理解。多归纳，多联系，多观察，并通过触碰、按压检查病人来强化记忆，提高临床诊断水平。

（李家平　供稿）

于老师除了自己常规的针刀手术之外,近来又开始研究中医传统的象数疗法,可以指导相应针刀适应证的选位数量和部位。比如感受风寒实邪而导致关节或机体疼痛急性发作的患者,于老师给予相应施术部位的施刀数量为单,有祛邪之意;而老年体虚患者施刀数量对称为双,有补之意。还有,她会嘱咐患者在针刀治疗的同时,回家后默念一组活血通络的数字,具体因人而异,也遵循"实则泻之,虚则补之"的治疗原则,以强化治疗效果,都取得了不错的效果。

于老师的治疗手法我也见识了一些。比如肩关节周围炎的患者,在针刀术后,于老师会让其先自己上举 10 下,休息片刻后于老师一手抵其肩膀,一手上抬其臂,帮助患者拉开粘连部位,效果显著。还有颈椎不适的患者,于老师也会为其进行手法治疗。

关于肩关节解剖及体格检查,于老师也进行了详细的指导。肩关节指上肢与躯干连接的部分,广义的肩关节包括:盂肱关节、肩胛胸关节、肩锁关节、胸锁关节、肩峰肱骨间关节。肩关节的体格检查有搭肩试验和外展试验;肱二头肌长腱试验有肩关节内旋试验和抗阻力试验;最后是摸背试验等。具体如下。

搭肩试验:正常人手摸对侧肩部时,肘关节可以紧靠胸壁,而肩关节患者搭肩试验多阳性。

外展试验:外展开始不痛,到一定程度疼痛,活动度越大越痛,可能为肩关节粘连,外展过程中疼痛,上举时反而不痛,可能为三角肌下滑囊炎,外展上举 60°～120°范围内疼痛,超过此范围反而不痛,为冈上肌肌腱炎。

肩关节内旋试验:让患者主动做肩过度内旋活动,在屈肘位,前臂置于背后,引起疼痛为阳性,说明为肱二头肌长头腱鞘炎,肩周炎患者为阳性。

抗阻力试验:患者肘关节用力屈曲,医者手握患者腕部,用力对抗,使患者肘关节伸直。若疼痛加剧,为抗阻力试验阳性,说明肱二头肌长头腱鞘炎。

摸背试验:患者患肢后伸,手指尖向对侧肩胛骨触摸,正常时能触及肩胛骨下角以上。肱二头肌长头腱鞘炎时,此活动受限,肩周炎患者也受限。

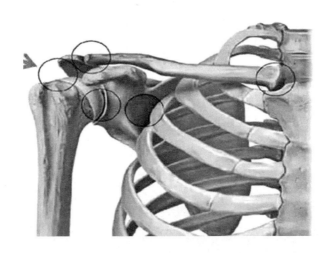

盂肱关节由肩胛骨关节盂和肱骨头构成,是典型的多轴球窝关节,为全身最灵活的关节,可作三轴运动,即冠状轴上的屈和伸,矢状轴上的收和展,垂直轴上的旋内、旋外及环转运动。

关节囊较松弛,附着于关节盂周缘和解剖颈。关节腔的滑膜层可膨出形成滑液鞘或滑液囊,以利于肌腱的活动。

肱二头肌长头腱就在结节间滑液鞘内穿过关节。关节囊上壁的喙肱韧带,从喙突根部至肱骨大结节前面,与冈上肌腱交织在一起并融入关节囊的纤维层。

臂外展超过 40°～60°,继续抬高至 180°时,常伴随胸锁关节与肩锁关节的运动及肩胛骨的旋转运动。

通过听课我的体会是,这些知识必须要不断巩固,要结合实际理解记忆,记忆过程中可实际演示。

（曹锦瑾　供稿）

跟师心得 5

在跟随于秋深主任学习的这段时间,第一阶段我主要学习了针刀治疗的原理和手术适应证。于秋深主任首先从针刀适应证的解剖、注意事项这些基础的内容开始,为我讲解微创针刀手术的方式方法。从上午的门诊到下午的手术,我都跟随于秋深主任,完整地了解了针刀适应证患者从诊断到手术的整个过程,对针刀手术有了更直观的认识。

例如,于老师告诉我:"病人在针刀手术前要留有影像学资料并做仔细的体格检查,这是了解手术局部骨骼和软组织情况的一手资料,同时也是鉴别诊断的必要资料,这样在手术前我们就能够把握手术过程中的每一个细小环节,避免手术风险。"在手术中,尤其是脊柱手术,神经血管分布比较多,术前于老师都会让我仔细地再看一下手术图谱和解剖图,掌握基本情况,术中进刀到每一层都会为我讲解这里有什么、应注意什么、还要避免什么。这些为我在第二阶段的学习打下了较好的基础。

第二阶段的学习,是在于秋深主任指导下进行一些四肢骨关节手术。比如骨关节炎、网球肘、跟痛症等一些较简单且解剖结构不是很复杂的手术。

在每个手术过程中,于秋深主任都会为我讲解使用针刀切割的程度、力道,松解的范围、轻重。在遇到关节炎比较严重、关节积液较多的一个病例时,于秋深主任告诉我:"这类病人,在必要的松解软组织和关节囊并抽吸关节积液完成后,要对患肢进行加压包扎,这样可以减少新积液的渗出。但是加压包扎时间不宜过长,否则容易引起包扎远端肢体的水肿和血运不畅,必须在加压包扎一段时间后放松,待一段时间后再包扎,反复进行。"

诸如此类的小细节还有很多,让我明白了在治疗肢体关节疾病的时候,不仅是要在手术中下功夫,术后也有很多的必须注意的事项,以利于患者术后的康复。

跟师学习进入了第三阶段,在这一阶段中,于秋深主任开始带我接触腰椎手术,从第三腰椎横突综合征、梨状肌综合征到腰椎间盘突出症、腰椎管狭窄症,在于老师的教导下,我开始从理论一步步前进到自己进行针刀操作实践。

首先,做第三腰椎横突综合征手术时,于秋深主任在开始阶段总是亲力亲为,在一层层进刀后触及第三腰椎横突时再让我上手,自己感受第三腰椎横突和刀面接触时的情况。此后，开始给我实践机会，由我自己定位，从破皮、破筋膜，直到松解棘肌、剥离第三腰椎横突周围软组织。

后来，于秋深主任又陆续带我进行了腰椎间盘突出症和椎管狭窄症的针刀松解手术，并告诉我在治疗腰椎间盘突出症时，更多的是要针对突出节段的突出一侧进行松解，做至椎弓骨面，并对有下肢放射痛的病人在臀中肌压痛点处做松解；在做椎管狭窄手术时，要注意同时松解双侧软组织至黄韧带并且要做到椎间关节，这样才能取得更好的手术效果。

这一阶段也是学习于秋深主任针刀手术的难点阶段，在于老师的教导和帮助下，我取得了长足的进步。

跟师学习的第四阶段，于秋深主任开始带我操作颈椎的针刀松解术，这是针刀手术中最有学习价值的内容。因颈椎病分型多，病情又多属混合型，且客观上颈椎周围神经血管分布多，手术难度大，所以，这也是最难学习、掌握的。

针刀治疗颈椎病，最有效的还是颈型、椎动脉型和神经根型，对于脊髓型和交感神经型却是无从下手。在这一阶段中，于老师也将前三种类型的颈椎病的手术方法和手术部位为我做了详细的讲解。

例如，在治疗椎动脉型颈椎病时，头晕的患者往往还有头痛和耳鸣症状，在与耳源性眩晕及高血压鉴别诊断以确诊之后，行针刀手术时要同时松解枕大神经，通过松解枕大神经，患者在术后不会感到后颈僵硬，入睡也会比较安静，有利于椎动脉型颈椎病的治疗。在治疗神经根型颈椎病的时候，由于神经受到卡压，恢复较慢，可在冈下窝小圆肌肌腱处同时做松解，如必要也可在肱三头肌桡神经周围适当做松解，对于手麻症状是很好的改善方法。

这一阶段，在于老师的耐心教学下，我逐步掌握了颈椎病的针刀手术方法，也学到了一部分小窍门，收获很丰富。

（李文珍　供稿）

跟师心得 6

这一年多来,于秋深老师开始对我讲解具体的针刀疾病,分不同的针刀适应证拆解分析。于老师经过对患者和疾病的筛选,要求我记录门诊的病案,同时在针刀诊疗时保存必要的影像资料,一一对照记录在案,以便以后从事针刀相关的科学研究。我在记录这些相关疾病的同时,也会去查阅相关的书籍和资料,把理论和临床实际得到的知识相比较之后,我发现存在着不小的差异,这反过来要求我必须不断地在理论和实践之间找到平衡点。比如对膝骨关节炎的患者,书本上的针刀治疗方法寥寥数笔,具体使用时如何变通很重要。但根据于老师的治疗经验,对不同患者的施术记录可知:膝关节疼痛骨刺为患的居多,严重者关节间隙变窄。于老师治疗时把附着的骨刺尖部紧张、挛缩的软组织切断,消除其拉应力,并消除炎症。她的常用针刀进刀点有髌前皮下囊、髌内外支持带、髌前韧带以及压痛点等。

在基础知识的巩固中,于老师带我重点掌握了如下知识:

膝关节解剖:膝关节是人体负重最多、运动量最大、结构最完善又最复杂的关节之一。主要结构有:骨关节面、关节腔、关节囊;辅助结构:肌肉、韧带、半月板、滑囊、脂肪垫、滑膜褶皱。

针对膝关节的影像学检查,需要注意 4 个方向的 X 线影像:① 早期可无改变;② 关节间隙变窄、不均匀、消失(成人<3 mm;老年人<2 mm);③ 骨赘形成;④ 关节内游离体、骨质疏松;软骨下骨板硬化、囊性变。

通过学习,我掌握了膝关节解剖及影像学表现的相关知识,加深了对膝关节的认识。

通过影像学表现的学习,更深入认识了膝关节各种病变的表现,如关节间隙变窄不均匀、消失,骨赘形成,关节内游离体,骨质疏松,软骨下骨板硬化、囊性变等。

详细的治疗记录对指导我今后的临床工作和科研都很有帮助,我会在于老师的指导下继续进行。考虑到膝关节炎的治疗中几丁糖关节腔注射起着重要作用,因此于老师在临床带教中巩固了几丁糖关节腔注射在膝骨关节炎治疗中的应用的相关知识,包括几丁糖的生物学特性、作用机制、临床应用,尤其是在关节腔注射方面的应用共识。它的适应证有原发性骨关节炎、继发性骨关节炎、创伤性关节炎、关节镜术后作为关节液补充剂以及关节内骨折术后预防创伤性关节炎。它的禁忌证有感染性关节炎、注射部位附近或有全身感染者、损伤严重的创伤性关节炎、急慢性出血性关节炎症、严重的关节变形或关节畸形、其他不适宜关节腔注射的情况以及其他有关节腔药物过敏史的患者。还巩固学习了几丁糖关节腔注射的用法用量、可能影响关节腔注射效果的因素、不良事件处理等。通过学习，我体会到，虽然几丁糖关节腔注射有良好的治疗效果，但是有其特殊的适应证和禁忌证。

总而言之，跟随于老师学习，我的收获非常大，从面到点，从广泛到细节，都学到了于老师宝贵的学术经验。我极其珍惜，深感受益于这段学习的经历。

（蒋　旭　供稿）

附录

附录一　于秋深名老中医工作室基本情况与区域诊疗特色

于秋深名老中医工作室项目建设目标为继承发展于秋深名老中医学术特色,以认真学习、研究、保护和传承于秋深名老中医优秀的学术思想和丰富的临床经验为核心,提高中青年中医骨干的理论与学术水平、培养高层次的中医临床技术人才为导向,在学习与继承于秋深名老中医学术经验的基础上,促进中医针刀临床诊疗与学术研究水平的提高,做实、做强于秋深专家临床特色优势。

工作室建设任务包括:

(1) 学习、继承名老中医学术思想,整理、总结名老中医临床经验,提高临床学科的中医辨证水平与诊疗优势,形成特色鲜明、疗效确切的疾病诊疗体系,促进中医特色优势的发展。

(2) 临床实践与学术研究相结合,在继承、总结的基础上,形成以中医辨证思想为内涵的诊疗新技术、专科新特色、疗效新优势,促进中医临床诊疗和学术研究水平的提高。

(3) 树立科学的中医发展观,通过名老中医传帮带,培养能够始终坚持以中医理论为指导、专业素质较高的中青年中医专家和临床学科接班人。

工作室团队包含:

(1) 工作室导师专家1名,成员7名,其中工作室负责人1名;工作室人员形成较合理的人才梯队结构;工作室成员包含3名非本单位编制的院外人员(其中至少2

名来自社区卫生服务中心），以扩大于秋深专家的学术思想影响力，推动各级医院的中医工作交流与发展。

（2）工作室导师从事中医专业工作累计满 30 年，并担任正高级专业技术职务 15 年以上。于秋深主任具有丰富、独到的学术经验和技术专长，为本专业的学科带头人，医德高尚，在群众中享有盛誉，得到同行公认。于秋深主任承担继承带教任务，坚持参加临床指导（每月带教指导课和每周一次以上门诊及手术）。

（3）工作室团队成员具备条件包括：从事中医、中西医结合临床工作或开展相关研究工作，具备大学本科及以上学历，年龄 45 周岁以下。其中工作室负责人为主治及以上专业技术职称的中医临床人员。中医理论基础扎实，在临床诊疗工作中坚持中医辨证论治思想、疗效显著，医德医风受到赞誉。有志于研究和继承导师的学术经验，与导师的专业方向基本一致。爱岗敬业、品学兼优、身体健康，在学习与实践中有较高悟性和钻研精神。

于秋深名老中医工作室有着深厚的历史底蕴，秉承着数千年以来的中医传统医学精髓。自成立以来，多位名医在这里传承、发展、创新，形成了独具特色的中医针刀诊疗风格。于秋深名老中医工作室的医生们运用中医理论，针对病情进行全面、系统的调理，以达到标本兼治的效果。在众多疾病中，工作室的针刀诊疗具有明显优势，特别是在某些顽固性、慢性疾病的治疗方面，凭借精湛的医术和特色疗法，取得了显著的疗效。在名老中医工作室，医生们注重与患者进行良好的沟通。他们关心患者的病情和需求，为患者答疑解惑，制定个性化的诊疗方案，确保患者充分了解并积极配合治疗。名老中医工作室倡导中西医结合的诊疗路径，他们将传统中医与现代医学相结合，运用现代科技手段，对传统中医进行深入研究和分析，挖掘出更多有效的治疗方法，为患者提供更全面、更有效的治疗方案，在保证疗效的同时，减轻患者的经济负担。名老中医工作室注重传承和发扬师承教育的培养方式。通过师徒相传的形式，将多年积累的临床经验和医术传承给下一代，培养更多优秀的中医人才，为患者提供更优质的医疗服务。工作室强调本土化的诊疗思维，善于运用当地的医疗资源和方法为患者服务。他们深入了解本地的疾病特点和患者的实际需求，充分发挥本土医疗的优势和特点，制定出更具针对性的诊疗方案。在人才培养方面，名老中医工作室采用在地化的教学方法，他们结合本地的实际情况和患者的需求，进行实地教学和培训，提高医务人员的诊疗水平和实践能力。这种方法既实用又有效，有利于提升医务人员的综合素质和医疗服务水平。

于秋深名老中医工作室以其卓越的医疗技术和周到的服务赢得了所在区域的广泛赞誉。患者们纷纷表示，在这里接受治疗不仅获得了身体的康复，还得到了心灵的抚慰。工作室在相关区域中具有很高的知名度和影响力。名老中医工作室不仅关注疾病的治疗,更重视患者的教育和预防保健。他们定期开展健康讲座和义诊活动,向患者传授中医养生和预防保健的知识,提高民众的健康意识和自我保健能力。

　　总之,名老中医工作室承载着悠久的医疗历史和丰富的临床经验,凭借精湛的医术、个性化的诊疗方法以及跨地区的影响力,为患者提供全方位的医疗服务。在未来的发展中,于秋深名老中医工作室将继续致力于传承和发扬中医文化,为更多患者带来健康福祉。

附录二　于秋深名老中医工作室发展与创新

一、工作室建设规划

1. 工作室定位与目标

于秋深名老中医工作室以传承和发展中医药文化为己任,借助于秋深名老中医的专业素养和经验,提升针刀治疗的服务水平和质量,打造具有影响力的中医药品牌。工作室以临床实践为基础,传承中医针刀治疗理论,不断创新和拓展中医药服务的领域和模式,为患者提供优质、高效的中医药服务。

2. 诊疗流程优化

工作室优化诊疗流程,提高工作效率和质量。建立患者预约制度,减少患者等待时间;完善诊疗记录和档案管理,便于跟踪患者病情和治疗过程;开展定期的疗效评估和反馈,不断改进治疗方案和提升治疗效果,加强医患之间的联系。

3. 患者教育与服务

工作室重视患者的教育和咨询服务。开展多样化的健康教育活动,宣传中医药知识和养生保健方法;提供个性化的健康咨询服务,加强健康宣教和康复指导,针对患者需求制定全面的针刀治疗和康复方案;建立患者回访制度,密切关注患者的病情变化和治疗效果,提升患者满意度。

4. 远程医疗与信息化

工作室积极推动远程医疗和信息化建设,拓展中医药服务的覆盖面。建立网络平台,开展线上诊疗和咨询服务;运用现代信息技术,提高诊疗和管理效率;加强与其他医疗机构和学术团体的合作与交流,促进中医药学术和技术的传承与创新。

5. 团队建设与培训

工作室重视团队建设与培训,打造一支高素质的中医药人才队伍。选拔具有丰富临床经验的中医药专业技术人员加入工作室团队;鼓励团队成员参加各类中医药学术会议、研讨会和工作坊,提高专业素养和综合能力;建立定期的内部培训和学习机制,分享名老中医的经验和心得,提升团队整体水平。

二、创新规划

1. 中医药研发和创新

工作室关注中医药研发和创新,挖掘和传承名老中医的独特经验,申请新技术新器械的专利。开展针对常见疾病和疑难杂症的中医药研究,完善名老中医的学术思想和诊疗经验;加强与其他科研机构和企业的合作交流,推动中药新药的研究与开发。

2. 疗法创新

工作室注重疗法创新,发挥中医药的优势和特色。结合现代医学技术和手段,探索中西医结合的治疗方法;挖掘整理传统中医特色疗法,研发具有自主知识产权的创新疗法,建立新的诊疗常规;借助科技手段和技术平台,开展基于循证医学的中医药临床研究。

3. 疑难杂症攻关

工作室充分发挥名老中医在疑难杂症治疗方面的优势。针对患者实际需求,建立以名老中医为核心的多学科联合诊疗模式;开展疑难杂症的专题研究,探索发病机制和有效治疗方法;加强与其他医疗机构和科研院所的合作交流,共享资源,共同攻克难题。

4. 健康管理与预防

工作室将健康管理与预防作为重要发展方向。建立以中医理论为指导的健康管理体系,为患者提供个性化的养生保健和调理方案;开展中医预防保健宣传教育活动,提高公众对中医预防保健的认识和参与度;推广中医药养生保健适宜技术,促进全社会健康水平的提高。

5. 患者个性化服务

工作室重视患者的个性化需求,提供全方位的中医药服务。根据患者的病情、体质和需求,制定个体化的诊疗方案;开展针对特殊人群的中医药特色疗法和服务,如儿童、孕妇、老年人等;提供电话咨询、网络远程诊疗等多样化的服务方式,满足患者的不同需求。

6. 学术交流与合作

工作室积极参与学术交流与合作活动,提升学术地位和影响力。定期举办中医药学术会议、研讨会和讲座,分享和交流学术研究成果和经验;积极参加国际中医药学术交流活动,促进中医药的国际传播和发展;与高校、研究机构和企业等开展合作交流,共同推动中医药事业的发展与创新。

三、人才培养计划

1. 中医理论培训

为培养中医人才,首先需要打好中医理论的基础。我们加强了以下方面的学习:

(1)中医哲学:培训继承人了解中医的基本理念和哲学思想,如阴阳五行、脏腑经络等。

(2)经络系统:详细介绍经络系统的组成和功能,以及其在诊断和治疗中的重要性。

(3)中药学:学习中药的基本知识,如中药的分类、性能、用法等,以及中药方剂的组成原则和变化。

(4)诊断方法:教授望、闻、问、切等多种诊断方法,培养继承人运用这些方法判断疾病的能力。

2. 临床实践计划

为了提高继承人的临床实践能力,我们加强了以下方面的学习:

(1)内服外敷:教授常见病症的中药内服和外敷疗法,包括用药原则和注意事项。

(2)针刀技法:培训继承人掌握针刀技法的基本技能,了解不同穴位的作用和刺激方法。

(3)临床案例分析:通过分析真实临床案例,提高继承人对疾病的诊断和治疗能力。

(4)患者交流技巧:教授如何与患者进行良好沟通,提高继承人对患者情况的把握和患者满意度。

3. 患者交流技巧

良好的患者交流技巧对于提供高质量的医疗服务至关重要。我们加强了以下方面的学习:

(1)询问病情:教会继承人如何询问患者病史和症状,以全面了解患者的病情。

(2)解答疑问:培养继承人解答患者疑问的能力,为其提供通俗易懂的医学知识。

(3)应对投诉:教授继承人如何妥善处理患者投诉,提高患者满意度。

4. 诊断与治疗方法

准确的诊断和有效的治疗方法是提高医疗服务的关键。我们加强了以下方面的学习：

（1）诊断方法：详细介绍望、闻、问、切在临床诊断中的应用，教导继承人如何根据患者的表现和症状判断疾病。

（2）治疗手段：教授继承人内服药物、外敷疗法、针刀等中医治疗方法，以及如何根据患者的具体情况进行个性化治疗。

5. 针刀技能

针刀是中医的重要组成部分，我们加强了以下方面的学习：

（1）针刀技法：教授继承人针刀的基本技能，包括取穴、进刀、松解手法等步骤，以及针对不同病症的针刀疗法。

（2）教授继承人如何根据患者的具体情况进行个性化治疗，以提高治疗效果。

6. 养生与预防策略

中医强调预防和养生，我们加强了以下方面的学习：

（1）养生方案制定：培训继承人根据患者的体质和健康状况制定个性化的养生方案，包括饮食、运动、情志等方面的建议。

（2）预防措施：教授继承人如何预防一些常见的疾病，如感冒、脾胃不和等，以及如何运用中医方法进行调理和保健。

（3）健康指导：培养继承人对患者进行健康教育的能力，教导患者如何保持健康的生活方式，提高整体健康水平。